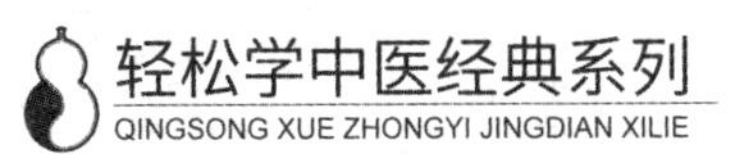

轻松学中医经典系列

QINGSONG XUE ZHONGYI JINGDIAN XILIE

轻松学歌赋

QINGSONG XUE GEFU

天星十二穴

TIANXING SHIER XUE

曾培杰◎著

朗照清度　蔡中凤　张甦伊
杨显兴　林时贤　曾舒佳　◎整理

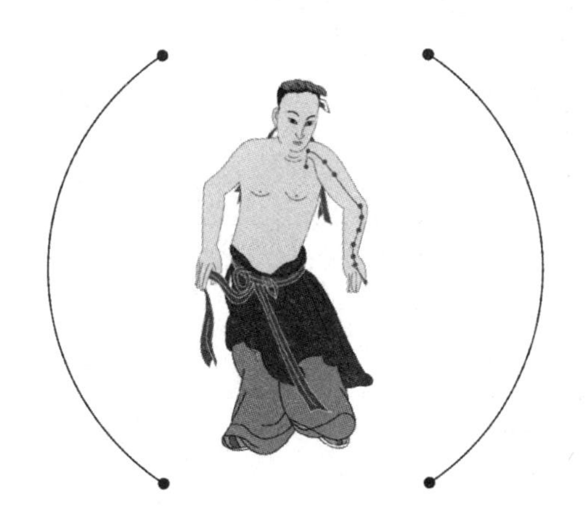

辽宁科学技术出版社
LIAONING SCIENCE AND TECHNOLOGY PUBLISHING HOUSE

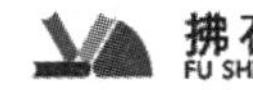

拂石医典
FU SHI MEDBOOK

图书在版编目（CIP）数据

天星十二穴 / 曾培杰著 . -- 沈阳 : 辽宁科学技术出版社，2023.7
（轻松学歌赋）（2025.1 重印）
ISBN 978-7-5591-2477-7

Ⅰ . ①天… Ⅱ . ①曾… Ⅲ . ①穴位疗法—方歌—普及读物 Ⅳ . ① R245.9-49

中国版本图书馆 CIP 数据核字 (2022) 第 066058 号

出版发行：辽宁科学技术出版社
北京拂石医典图书有限公司
地址：北京海淀区车公庄西路华通大厦 B 座 15 层
联系电话：010-57262361/024-23284376
E-mail：fushimedbook@163.com
印 刷 者：河北环京美印刷有限公司
经 销 者：各地新华书店

幅面尺寸：170mm×240mm
字　　数：180 千字　　印　　张：13.25
出版时间：2023 年 7 月第 1 版　　印刷时间：2025 年 1 月第 5 次印刷

责任编辑：陈　颖　刘轶然　　责任校对：梁晓洁
封面设计：黄墨言　　封面制作：黄墨言
版式设计：天地鹏博　　责任印制：丁　艾

如有质量问题，请速与印务部联系　　联系电话：010-57262361

定　　价：79.00元

前言

在阅读本书前，我们需要先了解经脉的概念：

经脉者，所以能决生死，处百病，调虚实，不可不通。

可以说疏通经络在防治疾病方面的作用远远被低估了。

一广东大姐有甲状腺结节，寸脉鼓指，尺脉沉弱。我帮她疏通肝、胆经，并让她拍打腋下半个小时，再叫她赤脚爬山，在山上大吼。一天下来脉即平顺，寸脉平下去，尺脉有力，脖子处的胀感消失。如此半个月，再去检查结节没有了。

通过这个案例，可以看出疏通经脉的重要性。

足三里：火车上一孩子因贪凉腹痛，拍足三里，痧起，破涕而笑。

内庭：一老父，忧儿前途，食睡难安，后咽肿不能食，定次日手术，当晚手按内庭，一夜安睡，晨起肿消。

曲池：村中绣娘，日夜操劳，手臂酸软不举，梳不了头，艾灸曲池，当下缓解。

合谷：五金店老板娘，脸麻抽动，合谷米粒灸，随灸随解。

委中：老农曾叔，腰酸膝难屈伸，在腿弯委中点按拨筋，起蹲如常……

这本《天星十二穴》讲记，可以让大家迅速了解经穴的伟大与神奇，并由此树立起对中医的信心与信念！

目录

《马丹阳天星十二穴》

三里内庭穴，曲池合谷接。委中承山配，太冲昆仑穴。

环跳与阳陵，通里并列缺。合担用法担，合截用法截。

三百六十穴，不出十二诀。治病如神灵，浑如汤泼雪。

北斗降真机，金锁教开彻。至人可传授，匪人莫浪说。

三里

三里膝眼下，三寸两筋间。能通心腹胀，善治胃中寒，肠鸣并泄泻，腿肿膝胻酸，伤寒羸瘦损，气蛊及诸般。年过三旬后，针灸眼便宽。取穴当审的，八分三壮安。

内庭

内庭次趾外，本属足阳明。能治四肢厥，喜静恶闻声，瘾疹咽喉痛，数欠及牙疼，疟疾不能食，针着便惺惺。针三分，灸三壮。

曲池

曲池拱手取，屈肘骨边求。善治肘中痛，偏风手不收，挽弓开不得，筋缓莫梳头，喉闭促欲死，发热更无休，遍身风癣癞，针着实时瘳。针五分，灸三壮。

合谷

合谷在虎口，两指歧骨间。头疼并面肿，疟病热还寒，齿龋鼻衄血，口噤不开言。针入五分深，令人即便安。灸三壮。

委中

委中曲腘里，横纹脉中央。腰痛不能举，沉沉引脊梁，酸疼筋莫展，风痹复无常，膝头难伸屈，针入即安康。针五分，禁灸。

承山

承山名鱼腹，腨肠分肉间。善治腰疼痛，痔疾大便难，脚气并膝肿，辗转战疼酸，霍乱及转筋，穴中刺便安。针七分，灸五壮。

太冲

太冲足大趾，节后二寸中。动脉知生死，能治惊痫风，咽喉并心胀，两足不能行，七疝偏坠肿，眼目似云朦，亦能疗腰痛，针下有神功。针三分，灸三壮。

昆仑

昆仑足外踝，跟骨上边寻。转筋腰尻痛，暴喘满冲心，举步行不得，一动即呻吟，若欲求安乐，须于此穴针。针五分，灸三壮。

环跳

环跳在髀枢，侧卧屈足取。折腰莫能顾，冷风并湿痹，腿胯连腨痛，转侧重欷歔。若人针灸后，顷刻病消除。针二寸，灸五壮。

阳陵泉

阳陵居膝下，外臁一寸中。膝肿并麻木，冷痹及偏风，举足不能起，坐卧似衰翁，针入六分止，神功妙不同。灸三壮。

通里

通里腕侧后，去腕一寸中。欲言声不出，懊恼及怔忡，实则四肢重，头腮面颊红，虚则不能食，暴喑面无容，毫针微微刺，方信有神功。针三分，灸三壮。

列缺

列缺腕侧上，次指手交叉。善疗偏头患，遍身风痹麻，痰涎频壅上，口噤不开牙，若能明补泻，应手即如拿。针三分，灸五壮。

第1讲 足三里

4月17日　五经富刘屋桥

《天星十二穴》是金代著名道家、针灸家马丹阳所著。

马丹阳经历过什么？他经历过战乱，战火纷飞。

金元时期，国家在打仗，百姓流离失所，许多隐士都出来救天下，英雄辈出。

战乱的时候，百姓最苦，饱受瘟疫、饥饿、贫穷之苦。所以没有经历过瘟疫、贫穷、饥饿的人学习的劲头都不够强。在吃穿都没保障，时局很混乱的环境下，还要将病治好，这需要什么？需要超人的智慧。

《天星十二穴》就是在这种情况下产生的。

马丹阳开方医术也很厉害，可是他发现，有时候他开出去的方，被别人丢在一旁，为什么？面对战乱的百姓，连饭都没得吃，哪还有钱买药？

这是一个大问题，所以他立马就改变了治病方法，不轻易开方，干什么呢？要用不药而愈的方法，用外治法。外治法的精髓就是按摩、点穴、针灸，在经穴学说上下功夫。

所以一个医家呢，他慈心所注过后，就会替患者做最全面的考虑，你辨证论治再明确，人家拿到药方，没钱也抓不了药，这时《天星十二穴》就横空出世了。

他考虑到，那么多难民，不可以选太多的穴位。

病苦苍生皆我子，杏林前辈乃吾师。所以他就翻阅典籍，选取最有效的穴位，在临证中反复打磨数十年，发现对这些流离失所、精神崩溃、心性不安、饥饱失节的人群来说，有十二个穴，屡获奇效。

就是说每天最常用的就是这十二个穴，无论内外妇儿、五官骨伤、皮肤小疾，都是用这十二个穴，来来回回，可以搭出千百种变化，来对治千百种疾病。

《百症赋》要讲一百多个穴，而《天星十二穴》只用十二个穴来治全身之疾，常常一个穴就对治十多种病症。

所以这才是真正的执简驭繁，非常了不起。

这十二个穴的特点是什么？简、验、便、廉。

简就是简单，从一数到十二，非常简少，通常一两针就搞定。

如三里内庭穴，曲池合谷接。

打仗的时候呢，饥饱失节，饿得胃穿孔。一吃又吃撑了，那怎么办？取足三里、内庭。所以足三里和内庭是对付饥荒的。

曲池属于哪条经？大肠。若要无病肠干净，大肠要干净。所以战争年代，人吃观音土、草根、树皮，积在肠胃里头，跟现在“三高”一样，胡吃海塞，肠胃都吃坏了，取曲池、合谷，专治胡吃海塞的病，食物中毒的病，病从口入的病。

曲池是合穴，合主六腑。

《天星十二穴》里有大量的合穴，为什么呢？因为合穴的力量最大，而且合主六腑，主逆气而泄。打仗的年代，大多数都吃不饱，六腑的排泄功能下降，流离失所，水土不服，上吐下泻，就找合穴。足三里、委中、阳陵泉、曲池，都是重要的脏腑合穴。

新到一个地方，上吐下泻，东西又吃不进，就在肘周围，还有膝关节周围，不断地点按，它就可以通达上下，调和内外，令人水土安服，吐泻得治。

《天星十二穴》取穴相当简少，简单，少量，以少胜多，这是它第一大特点。

第二大特点，你看委中配承山，这些穴位大多数分布在远离躯干的肘膝周围，安全系数非常高。

对于初学者来说，先不要讲治好病，首先是不要弄出问题来。

第三，这些穴位大都是特定穴，针感相当强烈，像太冲、昆仑。太冲是消气穴，原穴，肝经的原动力。行步难移，太冲最奇啊！

第四是验，立针见效的，如环跳与阳陵泉。《百症赋》讲：

且如两臂顽麻，少海就傍于三里。
半身不遂，阳陵远达于曲池。

阳陵泉、足三里、曲池这些穴，都是治疗行动不利索的病症，连《百症赋》都这么重视。

马丹阳游访的时候经常会看到，有些伤兵行动不利索，如果不赶紧救他，同伴一抛下他，他就死掉了；一家人躲避战乱，一个人病倒在途中，丢下吧，舍不得，带上呢，全家都倒霉。

怎么办呢？环跳与阳陵。

环跳刺下去，腿脚起码能走动了。

针刺阳陵泉呢？筋会阳陵泉，筋就可以动了，所以阳陵泉对于痛症有奇效，它对各种动不了的病症都有很好的作用，这个是非常有效验的。

第五是廉。很简了，很验了，很方便了，就在手脚区，很方便，可是不符合第五点，这项技术也很难流传下去。

针灸，只需一根针，如果你手中没针，指针都可以，非常廉价，几乎零成本，但是又非常有效果，所以性价比最高。

以上五大特点，你们要记熟。

《天星十二穴》是慈悲的产物，因为慈心达到极致，所以它在针灸学上的地位非常高，是针灸入门捷径中的捷径。

以前《天星十二穴》只在道家全真派内部流传，现在你们有机缘得闻，是非常难得的。

云何得长寿，金刚不坏身。

复以何因缘，得大坚固力。

愿智者开微密，广为众生说。

怎么能够长寿健康，怎么得到金刚不坏之身？秘诀就在十二穴上。这十二个穴，你只要玩味得熟，治疗常见病真的就不在话下。

合担用法担，合截用法截。

担是什么？挑担。这一袋米，或者煤气罐，有些抬不起，串条棍子过去，你一边我一边，一抬它就担起来了。

就比如，有人胃很痛，针刺足三里，力量不够，还不能根治，那再加一个什么穴呢？内庭穴嘛！

再针刺内庭穴，这个胃烧灼痛等感觉它就消了。所以说，胃痛、烧心、反酸，取足三里和内庭。

它们在同一条经上，古人以经为什么？以经为扁担。

足三里、内庭两个一担起来，整条经就起来了。

胃下陷下垂，饿久了胃袋变瘪了，足三里、内庭，再配上我们的养胃五点：少点，慢点，淡点，软点，暖点，就把这个胃病搞定了。

可是在饥荒年代，饭都没得吃，还谈什么软、暖、缓？所以思量饥寒苦，温饱便是福。思量战乱苦，太平便是福。思量没书苦，有书读是福。思量恶病苦，小病也是福。思量衰老苦，年轻就是福。思量绝症苦，疑难病是福。思量死亡苦，大病都是福，最起码还活着，我们还有机会慢慢挽回来。

所以人要幸福很简单，就是要将你的念头、欲望往下比，多跟战乱年代比，看人家怎么过来的。

智慧往往在这种情况下诞生。

孟夫子讲："人之有德慧术知者，恒存乎灾疾。"

一个人有道德、智慧、法术、技术、知识，大多数是在跟灾难、疾苦、疾病不断搏斗中产生的。

所以你看是简单的十二穴，老师看却是慈心所注的一篇歌赋！

又如，大便秘结，正常合谷一下就通开来了，人要无病肠干净嘛，肠排干净了，人就舒服。

可是合谷力量还小了点，那就再加曲池。

池者池水也，曲池，弯弯曲曲的这个水，就有助于肠道的津液润滑。合谷是原穴，增强肠道动力，两穴合用，治肠中有积效果好。

再如，有些老人走路颤颤巍巍，步履蹒跚，挪不动腿脚，腰背委中求，取委中。

人呢，要承受这身体山大的压力，那就再加一个承山穴。

委中配承山，就让你腿脚有力，将这个膀胱经担起来。

颈肩腰背膀胱经，所以从颈肩到腰跟背的病症，就取腿弯子的委中，跟小腿肚子的承山。这两个穴位，常拨，就可以缓解一切颈肩腰腿痛的问题。

打仗的时候，疲劳赶路，腰酸背痛腿抽筋，肩膀展不开，手要端碗都端不起，用委中配承山。

委中和承山在膀胱经，颈肩腰背膀胱经。所以背穴位时，经的作用你也要了然于胸。识穴要识经，经通穴自明。这个经你通了，这条经上的穴位自然很分明。

像太冲穴，它在肝经上，是肝经的原穴，情志抑郁找肝经。所以一看，眉头皱，太冲穴；唉声叹气，太冲穴；一把鼻涕一把泪，太冲穴。

如果没有源源不断抑郁的情志，就没有源源不断难缠的恶病。所以太冲穴是非常厉害的。

现在要讲这个截法，合截用法截。

截，截拳道，截断扭转，把它截断了。

情志抑郁不断传变，在不同的经上传，心肺之间互传，肝肾之间相传，本来肾是主水生木的，可肝情志郁闷久了，你会发现一个人骨头都会坏。

你不要以为股骨头坏死仅是骨头的问题，也有很大可能是因为他长期情志抑郁不开心造成的骨头造血的问题。

你看有些像林黛玉类型的贫血患者，你给她吃再多好的、补血的，可是她经常唉声叹气，身体照样不造血，导致贫血。

所以我们为了肝郁不往肾方面传，不会波及造血系统，刺太冲穴一下子就把情志抑郁赶到体外去。再加昆仑穴，像昆仑山一样雄壮、万年不倒，是非常雄壮的一个穴位。

昆仑是强肾、护肝的。

再看心肺，心就是通里，肺就是列缺。

你看有些人，一悲忧他就动心，动心就开始气喘、咳嗽了。

这老年人一旦听到家里有什么变故，就总是咳嗽、气喘，只要想到就开始气喘了。

怎么办呢？取通里、列缺——通里让心通开来，列缺让肺的抵抗力加强。

三百六十穴，不出十二诀。

三百六十个穴，这么多穴都离不开这十二个口诀。得诀归来好读书，你如果得到这个口诀，再回去读书，临床治病，教书育人，不在话下。

举足不能行，坐卧似衰翁。

挽弓开不得，筋缓莫梳头。

你看一个人，行步龙钟，举足不能行，坐卧似衰翁，就是伤筋的，取什么穴呢？阳陵泉。肩周炎患者手臂抬不起来，挽弓开不得，取哪个穴？曲池。我跟你讲，以前骑马射箭的年代，非常讲究这个臂力，虽说现在射箭不普及了，但做俯卧撑俯卧撑达不到一百个，好，按曲池穴。

像扛液化气罐、扛大米，那都是挽弓啊，一下就上去了，上不了，那就是挽弓开不得，筋缓莫梳头。

你看这些诀一下就出来了，你背熟后就会凝练出精髓，碰到一个病，一个诀就出来了。

像有些人说，我吃凉的，胃就很冷，就拉肚子，就很胀。

能通心腹胀，善治胃中寒。

所以这心腹胀啊，胃中又寒，选什么？艾灸足三里。其实它是什么？它就是山苍穴。

岭南春来早，花开满地香。
子曰毕澄茄，根名豆豉姜。
入口肠胃暖，煮水腰脚壮。
外擦风寒去，常备人无伤。

山苍树的子叫毕澄茄，它的根叫豆豉姜。

豆豉姜是根部，根大都能钻，可以钻到腰去，它又是辛温的，辛香定痛去寒湿，可以去腰脚的寒湿；它还能治风寒感冒，所以老师掌握一个山苍油，就可以治很多病。

当你偶有微恙，就用山苍油按足三里，为什么？能通心腹胀，善治胃中寒。

你看这些《山苍歌》，没有老师叫我背，我看到好就背。所以老师跟你们最大的不同就是，你们要老师布置任务才去努力地读书，是要我学；老师呢，是看到好的，就说我要学，这就是差别。

伤寒羸瘦损。

得了伤寒，身体瘦弱，又感冒，虚弱感冒就用它。

这就是口诀，懂得这口诀，治病如神灵，浑如汤泼雪。

就像拿热汤浇到雪上去，雪就化了，所以我们中医治病在《黄帝内经》上叫拔刺雪污。

患者有刺很痛苦，你把它拔掉，哈，松了一口气。

身体有很多污渍，用雪一洗掉，干净了。

这个是形容非常快速，快、准、狠，治病如神灵啊！

神灵是快准狠的，浑如汤泼雪。简直就是热汤泼到冷雪上，雪水立化。

北斗降真机。

全真教讲究这个天星，为什么？因为这是天上降下来的。

我们说，此人乃文曲星降临，此人乃天医星降临。就是他出生的时候，突然间某个地方文昌星或者天医星亮了一下，这是北斗降真机。

星辰的光芒下来是非常有灵机的，像这个清水芙蓉，天然雕饰，是灵感得来的。

金锁教开彻。

各种疑团像被这金锁锁住一样，这十二穴就是十二把钥匙，可以开各种疾病跟疑难杂症的钥匙。

所以人体穴位学，就是人体开关术，摸到开关了，事半功倍啊！

至人可传授，匪人莫浪说。

一般古代就是这样的。留侯张良墓里出土了《素书》，放在枕头下面，那真的是枕中秘啊！如果不是盗墓贼，估计这部书现在还没有问世。

里面讲到，不可将此书传给不仁不义之人，如果逢到仁义之人，你不传也不行。

《黄帝内经》也讲，碰到至人就要悉心地传，不是至人就不要轻传。

三里膝眼下，三寸两筋间。

我们来看第一个穴，足三里在这个膝眼下三寸，三寸在哪里呢？两筋之间。

重要的穴一般在筋与筋之间的缝隙里，藏在那里，就像这个悬棺，它藏在悬崖缝隙里。像这些生灵，老鼠藏在洞里，青蛙藏在石头缝隙里，螃蟹藏在小窟窿里，这个地方就是有气的地方，穴气，它在两筋之间。

所以如果你实在不知道，就切到那两筋之间，反复用指甲去蹭，那就是要穴。

这膝眼下面，你去看很多要穴、经外奇穴全在这里，胆囊穴、阑尾穴也在这里，都在阳陵泉跟足三里之间，胆囊穴靠近阳陵泉，阑尾穴靠近足三里，也就是说这一巴掌下去，阳陵泉、足三里、胆囊穴，还有这个阑尾穴，全部通到。

现代研究发现，足三里一刺下去，就可以感受到胃、胆囊、阑尾的蠕动力都加强，所以胆结石、胃息肉、慢性阑尾炎，都是在足三里这儿下功夫。

能通心腹胀，善治胃中寒。

能通心腹胀的，它就相当于木香、郁金，所以足三里相当于木香、郁金。

小肚子胀，我们用什么？小茴与木香，肚痛不须疑。

如果往上一点，心这里，心肋痛，我们就用木香、郁金。

那我们又可以延伸，胁腹痛，胁痛用郁金，腹痛用茴香，木香理乎气滞，理脾滞的。

所以一些人脾不爱动了，疲倦了，闻闻木香，泡点木香茶来喝，脾就动了。

善治胃中寒。胃寒怎么办？艾灸足三里可以祛冷，所以它就相当于理中丸。

怎么知道患者胃中寒呢？口泛清水。艾灸足三里，今天灸了，明天就不泛清水了，立马见效。

有人说，这《天星十二穴》，我读来读去，怎么没有听说有治白带清稀的？

诸病水液，澄澈清冷，皆属于寒。

胃寒时流的眼泪是清的，流的鼻涕是清的，流的口水是清的，流的白带也是清的，所以灸足三里。

所以歌赋能不能用得神，就看你《中医基础理论》过不过关。又如有人问我，曾老师，怎么我这个耳朵老流脓水？

我问，流多久了？

他说两个多月了。

病久，流的脓水是清稀的，艾灸足三里，一灸就好了，就收水了，什么原因呢？

脾虚则九窍不利。

足三里是土经土穴，土一过去了，水它就害怕。

它属胃经土经，它还是土穴，非常难得。

所以它就像《封神榜》里的土行孙，最善用土的。

肠鸣并泄泻。

肠子咕噜咕噜地叫，大便不成形，拉肚子，水土不服，灸足三里。

假如南方人到北方去求学，吃东西不习惯，不要紧，每天下午把足三里艾灸一下，拍一下，不出一周，这个水土就服了。

所以学校很有必要普及足三里——新入大学校园，不适应，好，灸足三里。专治水土不服，就相当于藿香正气口服液。

为什么？它是合穴。

合主逆气而泄。

老师去大学城读书时，碰到军训，周围那些平时看似很虽壮，但缺少锻炼的同学，哎呀，又是拉肚子，又是厌食，严重的还有呕血、吐血、胃出血住院的，反正各种水土不服都有。

你们不进入社会去磨炼，还真不知道自己的底子这么薄啊。

所以足三里是强壮穴，它可以让你到一个地方，把水土打服。

腿肿膝胻酸。

这脚肿，走路膝盖酸，老年人常会碰到。膝关节退行性病变，膝盖以下冷的，针灸足三里效果最好。

胻是什么？胫骨。你看月肉旁，加一个行，就是说你的肉行不行，你的肉能行叫胻。

我们客家话叫行（háng），我们把走路叫行路，唐朝就是这样讲的。

李太白有一首诗叫《行路难》。

金樽清酒斗十千，玉盘珍羞直万钱。
停杯投箸不能食，拔剑四顾心茫然。
欲渡黄河冰塞川，将登太行雪满山。
闲来垂钓碧溪上，忽复乘舟梦日边。
行路难！行路难！
多歧路，今安在？
长风破浪会有时，直挂云帆济沧海！

用客家话读唐朝的诗，朗朗上口，非常押韵。

行路，就是说你走路行不行，你走路行，就是你会行路（客家话），你走路不行，你不会行路（客家话）。背书行不行，我们叫行书。

足三里有善足的功夫，脚非常擅长走路，你看黄飞鸿、鬼脚七，他们的腿很能行，各种变化都能做，说明他们的足三里很通畅。

我跟你讲，必须要猛压足三里。我们金鸡独立，练到一定程度，进入状态了，就不想停下来。

因为这种身轻如燕的感觉，太好了！所以这个腿笨重，拖泥带水，行脚不利，膝盖冷痛，老觉得酸重，颤颤巍巍，都可针灸足三里。

伤寒羸瘦损。

羸是羸弱，非常弱，三两重都拿不起，非常虚弱。记住，三里去虚劳。它是万能补益穴，就是说你只要觉得少气懒言，吹阵风就感冒流鼻涕，就找足三里。

五劳虚极羸弱，腹满不能饮食，食伤、忧伤、饮伤、经络营卫气伤、房事伤，就是各类的伤，五劳七伤找足三里。

喜、怒、忧、思、悲、恐、惊呢，全部贯在胸中，搞得五脏六腑，遍体鳞伤，千疮百孔，这时只有足三里来救了。

这个叫伤寒羸瘦损。但是这个寒字要好好去悟，它不单是吹了寒风，吃了凉水、寒凉的也算，心存了这个假恶丑的念头，让人听起来心寒的话，毛骨悚然的、恐惧的念头，它也是寒。

伤寒分为身体的伤寒，血脉的伤寒，肠胃的伤寒，还有心念的伤寒。

三种寒是不可以吃的，一个是寒风，第二个是寒水，第三个寒心的话，这三样是不可以吃的。

气蛊及诸般。

什么叫蛊？虫在器皿里，你看不见就喝下去。听说有些丛林的地方有一种降头术，所以去旅游时，要防止别人下蛊，你就按足三里，蛊毒肯定进不来。

佛观一钵水，八万四千虫。

就是说生水里面有很多虫菌，怎么办呢？

按足三里，那胃肠就会处于戒备状态，你喝下去就好一点。

蛊通臌胀的臌，一般是腹中消化不良导致水分不能排泄，像肝硬化腹水。还有一个气蛊，像生气后肚子噗噗胀胀。为什么选足三里？木克土啊！木克土，胃发堵，饮食不化变毒物，再好营养也胀肚。

肝硬化腹水的人，没有哪个是好脾气的，暴躁，偏执，顽固，所以脾气一旦怒起来，它就一拳打向这个胃，胃就气馁下来了，老被欺负，最后胃就不干了，罢工了，不消化了，不分水道了，身体就鼓鼓鼓，就变大了。

脏腑它会坏，一个原因就是人老爱玩手机，把所有能量都抽向大脑，不给胃，让胃缺血，它就下垂，它就不消化了；让子宫缺血，它就不产子了。

第二种就是让它受委屈。什么意思？老是生气！气是下山猛虎，老对它发脾气，它老受委屈，那它干脆就罢工了，急性胰腺炎、急性阑尾炎，脏器功能都尽废了。

所以你只要不让它受委屈，又不跟它抢夺能量，谁愿意罢工啊。

所以只要清净无为，淡泊寡欲，少动心脑，多动手脚，少近手机，多近田地，是以嗜欲不能劳其目，淫邪不能惑其心，愚智贤不肖不惧于物，这些人呢，都能如下文所说一样。

甘其食，美其服，乐其俗，
高下不相慕，其民故曰朴。

大家都很顺服的时候，都不较劲，不拧巴的时候，五脏六腑好得不得了。

年过三旬后，针灸眼变宽。

一般人三四十岁以后，眼睛就开始花了，没有20岁时那么利，足三里能够让人行步能力加强，也可以让人眼睛明亮。

手眼身法步，练功五要诀。

怎么实现？按足三里，手会灵活，眼会明亮，身体会矫健，方法会更高明，步态不会龙钟，会轻盈。

取穴当审的，八分三壮安。

就是说要找准穴位，你不要选到这个足二里、足一里去了；要有深度，你不要搞到一两分，浅刺是很难见神效的，力量必须要渗透。

所以按摩、点穴、下针，三要诀：渗透、温和、持久。

这三要诀，它是画了龙，但是还没有点睛，还要加一个欢喜喜悦，它就点睛了。

八分三壮安，壮就是以前烧艾条的一壮、两壮、三壮。三就达到三生万物的效果，它就可以暖肠胃。

小贴士

足三里

【定位】犊鼻穴下三寸处，当胫骨前嵴处开一横指，或犊鼻下四横指处，屈膝或平卧取穴。

【功能】调理脾胃，扶正培元，通经活络。

【主治】胃痛，呕吐，腹胀、噎嗝，泄泻，痢疾，肠鸣，疳积，便秘，下肢疼痛，虚劳羸瘦。

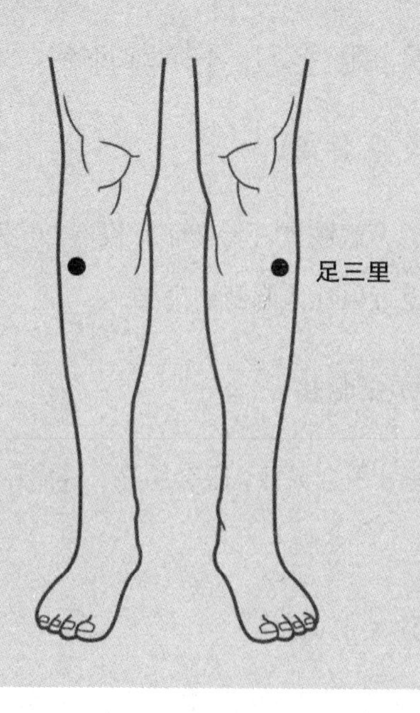

第2讲 内 庭

4月18日　五经富刘屋桥

今天讲《天星十二穴》第二讲。

第一讲是歌赋《天星十二穴》的缘起，它缘于战火纷飞、缺医少药的年代，要如何用智慧的外治法来疗愈饥饿、贫穷、瘟疫、虚劳、肿瘤等各种可怕的疾病跟意外。

马丹阳先师，行道救人，总结出了一套治病理论。跟他学习的弟子常随诊数月间即对各种疾病的治疗在心中有一个大致的轮廓，手上就能随手建功，应针取效。

中医有没有捷径？有！捷径在哪里？经穴。

这个道门还有青城派的，他的师父是丹医派的，教弟子首先不是背汤头药性，背什么？背经络穴位。

首先不是学切脉看诊，而是学推拿按摩。

外治法是中医的半壁江山。

人们都重视用药的治疗，而轻视了练功导引、推拿按摩、经络穴道的重要。

而马丹阳先生的《天星十二穴》，讲的就是人体十二个重中之重的穴位，人体的十二个开关。这十二个开关，灵活组合，每个开关都可以疗愈一片疾病。

就像上一节讲的足三里，太宽广了，是最厉害的消化穴，能通心腹胀，治疗从心一直到肚腹的胀。

你看有多少种病在里面：慢性胃炎、胆囊炎、胰腺炎、阑尾炎、十二指肠溃疡、肠息肉、痔疮，一系列膨胀的足三里都能通。

善治胃中寒。

凡物寒则凝滞，就是胃动力差。很多人会说吃点胃动力药吗丁啉，让胃肠动起来。而足三里就相当于胃动力药。

现代研究证明，针灸按摩足三里，可以反射性地引起胃肠蠕动，而且停止，它蠕动还有惯性。所以对这个胃下垂效果好。

一般高高瘦瘦的人，胃容易下垂，因为其肌肉一般比较少，胃壁相应就薄，胃壁薄稍微承载多一点东西胃就下垂。

所以这个瘦人足三里，就是这样来的，足三里是长肉穴。

脾主肌肉嘛，脾胃管的是肌肉。

但是肥人为什么也用足三里？肥人肌肉有水湿，坠胀难耐，所以也用足三里。总之肌肉分布不均匀的，就用足三里。

这个想法给我们很大启发，有些人肌肉分布在脖子——富贵包；有些人分布在下巴——双下巴，一看就知道血黏度偏高，血脂稠；还有一些分布在肝下——脂肪肝；有些人分布在肚子里——将军肚、水桶腰。这些都是肌肉分布不均，赘肉连连，足三里这个穴位就可以体现它的重要性。

所以它不单是扶正要穴，还是祛邪要穴，它是内壮精气神的一个很重要的穴位。

马丹阳先生把足三里放在《天星十二穴》的首位，就是说它是穴主，这十二穴里头的主人，万能补虚穴，在饥荒的年代，就它了。

人老了，慢慢地消化机能也减退了，这个足三里就可以挽回消化机能。

网上有个报道，日本学习汉方医学，他们有个村专门弄足三里。

日本人这个专劲，精研一点的能力，比较厉害。我们曾公讲，凡做一件事情必须全副精力在此一事，不得见异思迁，这山望着那山高，人而无恒，终将无成啊！

学医、养生也是，你要专注于一种修法，这一招通了，你再旁通其他招。

像这个保健按摩的，千招通，不如一招精，他们艾灸足三里，睡前相互推拿，基本都是活到80岁以上，90多100岁的老人非常多。他们有什么秘诀？原来祖上规定要常按足三里。

所以这是一个保健延年穴啊。我们总结出一句话：

有病没病足三里。

足三里是非常重要的。

我们《百症赋》要张口即来啊。背熟的好处就是不费脑筋，你想要保护你的脑子，最好早年就将好的歌赋背下来，背得滚瓜烂熟，需要时一调就出来，太轻松了。背到半生不熟就烧脑，烧脑是一种损智的行为。就像炒菜老是半生不熟的，你的脾胃就会坏掉。

饭食忌夹生，记诵忌半熟。

非常忌讳这种半生不熟的，厉害的人物从来不会让自己找东西团团转，记住这句话。

如果你们有一天为找书本、为找工具忙得团团转，而无事又常生烦恼的时候，你们就已经落入俗人思维了。

超人思维就是，身边的一切物品都管理得有条不紊，井然有序，将来管理大的东西就能得心应手。

一个人烧脑的事情少了，他的脑就可以养得好。

所以将外物管理得井井有条，让自己全身心地钻到学问里去，不受外在阻障。从管理物品，到管理思维，以及管理这个经典都是这个道理，就是说经典哪一句在哪里，我都是非常熟的。

好，继续讲新的穴位——内庭。

内庭次趾外。

就是站踇趾桩的第二个脚趾外面，脚趾缝上的部分。

它为什么叫内庭？内庭下面的穴位是什么？厉兑。

厉兑是什么？兑就是口，就是门口，胃经的门口，门口一进来是什么？庭院，所以内庭是这样来的。

梦魇不宁，厉兑相谐于隐白。

如果一个人老做恶梦，怎么办？脚趾头那里隐白、厉兑的部位拿一个夹子夹半个小时，取下来，去睡觉，恶梦就会减少。

胃经的第一个穴是井穴——厉兑。井主心下满，心中烦满、烦闷，各种怪梦恶梦，心神的问题，要找井穴。胃不和者卧不安，暴饮暴食伤胃的，晚上又睡不好的，找厉兑。

第二个穴是荥穴——内庭。荥主身热，病变于什么取之荥？病变于色，取之荥。

所以看一个人脸色红赤，头面胃火上攻，这个面属足阳明胃经，选下面内庭，按下去，或者站踇趾桩，脸上这些火气就可以消。

内庭本属足阳明胃经，足阳明胃经管什么？能治四肢厥冷，烦热。

我们有句话叫：

湿寒湿热下髎定，厥寒厥热涌泉清。

井穴涌泉可以清厥寒厥热，内庭也可以治四肢厥。

我们经常碰到，跟对方握手，怎么手这么凉？或者手怎么这么滚烫？搓涌泉，厥寒厥热涌泉清。

如果他是掌心滚烫，厥热，有胃火，热散不出来的，那就内庭，因为它是荥穴，荥主身热，再加上四肢皆禀气于胃，所以它刚好可以调胃，胃就是中土。

所以老师治疗这个风湿关节痛，屡治不效的，闭着眼睛就开四君子汤加六味地黄丸。

守中焦，护下焦。

前几天有人问我，地中海贫血怎么治？

我说，凡贫血，无论它是哪种类型的，就是血少，血的品质不高，血发源于下焦，所以我们用六味地黄丸助造血，它补充于中焦，四君子汤可以让血细胞变大，这血细胞是骨头里出来的，血细胞不断变大，是在脾胃里补充的。

血最后到上焦来，宣发于上焦。

所以我们只需要用六味地黄丸培补于下焦，四君子汤补充于中焦。

然后再配点苏叶、桂枝，或者桂枝汤，开宣于上焦。

半年前有一个阿叔，出现了交通意外，住院住了半个月，老觉得这个胸肋还很痛，出院以后，脸色煞白，本来很红的，因为大量的内出血，消耗掉了，问我怎么办？

我说，用桂枝汤加四物汤。

四物汤里面有熟地，使血发源于下焦；有当归，能够补充于中焦；有川芎，可以开宣于上焦。再配合桂枝汤，走得更快。还有生姜、大枣、甘草，可以调和营卫脾胃。

所以桂枝四物汤就是补血第一方，有四物汤补阴血，桂枝汤壮阳气，两方合用阳生阴长。

桂枝汤就是阳生，四物汤就是阴长。

第1剂喝下去，胸肋痛就好了，喝完3剂，这个脸色就转红过来了。

所以你如果碰到脸色煞白如纸，东西吃下去又不消化吸收，用桂枝四物汤，或者桂枝四君子汤，一下子就将他的气血补回来了。

脸色无华的，就四物汤。

虚羸少气的，就四君子汤。

讲话，上气不接下气的，就四君子汤。

唇煞白如纸，脸色偏白的，就四物汤，它就红了。

所以四物汤是鸿运当头第一方，四君子汤是中气十足第一方。

桂枝汤呢，就是阳气旺盛第一方。

你看，我们用的都是非常精简的小汤方，把它们合在一起，我跟你讲，开方的智慧，你只要基础背得扎实，老师只是口中一点而已。

能治四肢厥，这个很重要。我们看内庭穴的位置，它在脚的次趾脚缝这里，我们换一种说法，它能让四肢禀气于胃功能加强，就是说能使四肢的气血到达胃中去。

你看糖尿病足，最需要按内庭穴、大都穴、行间穴，为什么？糖尿病足有什么特点？脚溃烂，局部发炎、发烫，但是脚背摸下去又是冰凉的。

冰凉的伤口恢复就慢，你看夏天，伤口很快就恢复，冬天就很难，是因为阳明气少了。阳明是多气多血的经，哪条经敢讲多气多血？唯独阳明经。

所以今天提出，最富有的经是哪一条？阳明胃经，胃肠是水谷之海。

你看整条消化道，从嘴巴一直到肛门，胃是最大的，它膨隆鼓起来，多气多血，是气血的发源。

而胃经的内庭穴，它有清热作用，又可以把胃经的气血引上来，引到四肢来，所以能治四肢厥症，无论是发冷还是发热。

再看糖尿病足，足背是凉的，局部的伤口又是热的，像火山口一样，我们就要制阳光把冰融化，然后消阴翳，将这个疮口给消平。制阳光，就是阳明胃经，可以制阳光，多气多血；消阴翳是什么？就是这个内庭穴，它可以清火、败火，荥穴乃败火穴。

胃经的荥穴是败胃毒的，所以胃里头长疮痈，膝盖长疮痈，痛得要死，都用内庭穴泻，一泻这个疮火就下去了。

有些人肝经胁肋上长疮痈，肝囊肿，那我们就在行间那里泻。

大敦行间太冲侵，中封蠡沟中都近，膝关曲泉阴包临，五里阴廉急脉下，章门常对期门深。

老师治这个糖尿病足，烂脚趾的，一二脚趾都烂了，就是让患者常按摩太冲、内庭、行间，这气血就会下去修复伤口，炎症也会消退。

喜静恶闻声。

什么意思？

胃经热的时候，人比较容易心烦，喜欢安静。

所以只要一个人说，你少来烦我。好，你应该用内庭穴。

烦躁，选内庭，我们就会总结这个口诀来，非常管用。

《竹窗随笔》总结出一句话：

愚者除境不除心，智者除心不除境。

就是说愚笨的人呢，老说是外环境引起他心烦。智者说，是因为心波动了，才显得烦躁。

所以智者是通过调心来适应一切外境。

铁牛不怕狮子吼，恰似木人看花鸟。

但自无心于万物，何妨万物常围绕。

所以我们需要在安静的环境里读书，但是如果周围真吵闹了，我们就当作历事炼心，需要有这份觉悟。

胃不和者卧不安。老是睡不好，就在内庭穴处用小镊子夹，这是从余老师那里学来的。

夹神门，治心性之痴呆，治这个痴呆什么？咣笑。就说一个人痴呆，时不时发出嘻嘻哈哈的声音，傻笑，在神门处用镊子一夹，它就可以凝神静气，可以痛则神归，收摄身心。

那我们夹内庭呢？就可以清胃火，以助安宁。而且内庭刚好接到厉兑，可以接到地下去，可以导阳入阴。

所以一个人烦躁，气往上冲，我们就导龙入海，就用内庭穴。

所以你别小看脚趾缝上面的穴，你看有些人脚臭，烦得要死，为什么？浊阴上泛啊！

拿个镊子来，内庭一夹下去，就可以让心中的烦躁渐渐往下走。若是经络敏感的人，你可以感受到内庭筋被拉开了，10 分钟以后，怎么这个烦不断地往下走了？

瘾疹咽喉痛。

瘾疹是什么？荨麻疹，风疹，风团，平时藏在皮肤下，你一搔它就出来，浑身哪里都痒。

内是什么？内心，内生的。

你看内关，内关就主内在七情病。

外关呢？外感六淫邪。一个人感冒、鼻塞，只要多拍外关就好了。

外感六淫选外关，内伤七情取内关。

一切外邪进来的，取外关；一切自己内生的，瞎操心，喜怒忧思悲恐惊，那就取内关。

所以你看穴位多好玩。

那庭是什么？庭院啊！所以内庭就是一个房子的核心，人体五脏六腑就住在房子的核心里。所以这个瘾疹，看似痒在皮肤，其实烦在脏腑。

诸痛痒疮，皆属于心。

往往心胃又是同病的。

九种心疼，痛在胃脘。

治胃可以治心，老师看到十个痒九个都是饮食不节的，病从口入。

吃东西不节制，胃消化不透彻，肌肉里这些酸的东西泛到皮肤，刺激神经末梢，所以就瘙痒。

足阳明胃经，内庭穴有助于消化内在的杂质，使这些瘙痒的内因减少。

瘾疹的痒是以风疹为主，皮肤泛起一条条红道，心烦气热。

这时要怎么操作？喜静的就用镊子夹；躁的呢，就拍足背。

所以有智慧的人，鞋子也是健身器材，就用它在内庭穴这里，一天左右各拍一千下，拍到红赤红赤的。热随血泻，泻出来了，忽然发现那种主动想去抓痒的感觉不见了。

瘾疹咽喉痛，这是治痒的。

有个治痒六药大家一定要记住哦。

威灵甘草石菖蒲，苦参胡麻何首乌。

药末二钱酒一碗，浑身瘙痒一时除。

所以这些古籍古典，如《医宗金鉴》，还有很多厉害的古典里头藏有大量的这些口诀，你只要把握一个口诀，就可以养活一个家。

下面讲治痛，先看牙痛。

老师有个牙痛神方，送出去，很受欢迎，药店凭这个方子过得很滋润啊。

余老师那边呢，传出以后，甚至成为药店房租的基础。

药方组成：麻黄、薄荷、甘草、大黄，麻黄、薄荷开宣肺肝之气，甘草、大黄通泻胃肠之浊。

而这个内庭穴就是大黄、甘草，它可以治疗数欠及牙疼。

哪种类型的牙疼呢？一般不是那种满口牙疼，隐隐的疼，是那种暴痛的，叫风火牙痛，就是牙龈肉突然鼓起包来，嚼东西很痛。按内庭相当于大黄、甘草。

如果吃了补药后牙痛很厉害，我的牙痛方只用两味药，大黄、甘草各10克，放在杯里一泡水，用一半牙痛方就治好了牙痛。

这是因为大黄、甘草可以消解这个补药的不良反应，还有多余的情志忿怒。

《神农本草经》上面讲到，大黄能够推陈出新，安和五脏，调中化湿，涤荡六腑，可以像扫荡一样，将六腑的热扫荡出去，号称大黄将军。

所以内庭穴配合足三里，一个加强肠胃蠕动，一个清泄肠胃郁热，其实就是大黄甘草汤。虚证用足三里补，实证实火也可以借足三里跟内庭穴来泻牙火。

既然牙痛牙火你会治了，那咽喉痛呢？咽喉痛也一样：咽喉痛，风火牙痛，风火咽喉痛，咽喉扁桃体发炎红肿，都是内庭。

再来讲一下这个止痒六味：威灵仙、甘草、石菖蒲、苦参、胡麻、何首乌。

诸痛痒疮，皆属于心，所以用到菖蒲，肯定了。

威灵仙呢？主络病，就是说这络很细的部位，无论是风湿的痛，还是瘙痒，反正络很细的部位，它就能通，非常善通达。

火麻仁作用是什么？润六腑啊，润肠的嘛。

为什么加苦参？苦参败火，可以败心肠的火，心胃的火，所以苦参就是内庭，苦参跟大黄一样，大黄能将肝胃的火败下去，苦参能将心胃的火败下去。四大苦药之一，太苦了。

内庭如果按下去不是很痛，不像上刑一样，它很难达到清火的效果。

所以老师一直想要发明一个健康神器——健康刑具，就是说，这个患者一来，上刑吧，夹这个手指，不会夹伤他，又夹到他很痛，这对付失眠，心火、胃火，效果非常好。

这个瘾疹咽喉痛，我们不要看到它只写这个咽喉痛，牙痛可用它，那腮腺炎能不能用？大脖子病，也是风热，只要是风热的病症，内庭穴都可以用。

那么鼻痈，酒渣鼻能不能用？中耳炎可不可以用？也可以！整个头面的热，这个内庭都可以治。

内庭穴又相当于清胃散，因为荥主身热，它是胃经的，能清胃热，治疗牙痛牙出血，非常好，所以牙痛三药加清胃散，几乎通治一切上火牙痛。

清胃散用升麻连，当归生地牡丹全。

或加石膏清胃热，专治牙痛与牙宣。

牙齿疼痛，牙根流血，一般我们不加石膏，除非大热，热极了，一用上去牙痛就好了。

牙痛不是病，痛起来要人命，所以牙齿痛难忍的，不要紧，我们有清胃散，有牙痛三药，凤阳三药：地骨皮，白芷，骨碎补，还有牙痛神方，再配合什么？牙痛神穴——内庭。

怎么知道它是牙痛神穴？

你看我们这个手交叉在一起，它像什么？像牙齿，所以虎口这些八邪缝隙，就是壮牙齿的。这些缝隙就是主牙缝隙痛的。

只要常搓这指缝隙，八邪所在之处，搓到咬牙切齿，你的牙缝隙里头的邪气就会散出去，就会变紧密，比刷牙还有效。

所以这个小缝隙，我们平时只要拿一支笔什么的，放下去，就在那里戳，这就是健牙齿的。

数欠及牙疼。

什么叫数欠？欠就是缺乏。大脑缺氧，就会伸懒腰，打哈欠，疲倦，一看就知道是讨债脸，好像别人欠你钱一样。

所以精力不济找哪里？找肾经。疲劳透支找哪里？找脾经。

脾就通疲劳的疲，疲劳就是得不到充足的气血，所以皮肤病一定要找脾胃的脾，好多皮肤病是长期疲劳累积的。

所以我们健脾胃的可医好慢性皮肤病。

脾胃相表里，所以人疲劳了，最好脾经跟胃经同时用。

脾经是土，胃经也是土，土是提供营养的，人疲劳了，就是土壤不丰厚——脾胃气血不够，这时就选内庭、足三里两个穴位，可以培土补土，让你减少疲倦。

内庭穴在脚趾缝隙，它的气血是往头上供的。人疲倦是大脑缺氧，容易发困，有些人一吃完饭就想睡觉，所以吃完饭就慢慢按内庭穴，或者手指缝隙，因为按照全息疗法，指缝隙对应的就是颈背，颈背那里不断地搓热了，脑供血就会变足。脑供血变足了，就不会老打哈欠。

痁疾不能食，针着便惺惺。

惺惺指病症减轻或消失。这句话是说人得了痁疾，怪病，畏寒畏热，连饭都吃不了，针刺内庭穴效果非常好，因为阳明胃就管这个吞食能力。

内庭穴是大胃口穴，能够大其胃，提高胃肠的容受能力、容受量。所以不能食，不单是痁疾不能食，癌症不能食、肿瘤不能食、包块不能食，总之就是说吞食能力下降的，它都可以增大肠胃的容量。

所以不能食，就取内庭穴。

那如果是吃撑了呢？也是内庭穴。针刺内庭穴，胃部的肌肉就会放松，食物就不断地往下输送。

所以有频率地温柔持久渗透地按或用棍棒戳内庭，食物就会从这个七冲门，飞门，户门，厌门，贲门，幽门，阑门，一级级地往下蠕动，往下送，那你口臭没有了，咽喉炎没有了，反流性胃炎也没有了。

三里内庭穴，专治胃肠炎。

足三里跟内庭两个穴位宜常按。

胃虚胃没有动力的，就按足三里，胃热的，就按内庭。

一旦出现“三多一少”，水咕嘟咕嘟喝下去，不解渴，东西不断吃下去，不解饿，消谷善饥，内耗得非常厉害，那就赶紧按内庭，荥主身热嘛。

内庭穴就是专泻胃火的，它就是石膏，就是苦参，就是大黄。就是说你使劲掐按内庭以后，这胃热它就一下移到脚下，变成脚烫而胃不烫，胃不烫了，你还会像饿鬼一样到处讨吃吗？不会。

内庭穴还主焦虑。你看有些人，焦虑得像热锅上的蚂蚁，脚动个不停，腿不断地抖，俗话讲男抖贫，女抖贱，抖腿以后呢，你再多的富裕都会一笔勾销，因为你心浮气躁。

才偏性执，不遭大祸必奇穷。

心和气平，可卜孙荣兼子贵。

所以内庭是让人心气平和，是心和气平的穴位。

我们讲穴位呢，叫穴人，就是说这个穴位它适合哪种人。一般懒人没劲儿的就适合这个足三里，一般急躁焦虑的人呢？适合内庭，这个就非常好记忆了。

不能食不能拘泥于看到饭不想吃，像这个小孩子有疳积，抓煤球来吃，或到灶炉底下抓草木灰来吃，或者消化亢进，不停地吃，这都叫不能食，就是不能正常饮食，都可以用内庭。

所以内庭穴就是保和丸加四君子汤，虚的它可以补，实的它可以泻，可以移胃热到脚。

《黄帝内经》有一篇叫“移精变气论”，说的是可以将患者的病移掉。比如说心胸中长一个结节，它可以移到你手上，最后刺这个手，把它消掉。

你以为这个很神奇是吗？其实就是经络传感。你看最简单的静脉曲张，你要拍患者的下面，血往下面一走，它曲张就往下去了；还有脖子里长个瘤结之类的，热啊，我们就拍手上的虎口，还有内关，热就会被带走。

同样，我们拍内庭的时候，就可以撤胃热下到脚，所以别小看这个鞋子，它是健身神器，一只鞋子可以打天下，就是说可以拍走你所有的胃热。

胃的热一旦撤到这脚下去，那咽喉、脖子、牙齿、鼻子、耳朵、眉棱骨的热呢，它就撤到胃，头就清爽了。所以内庭穴太重要了。

小贴士

内庭穴

【定位】足背二、三趾间缝纹端。

【功能】清降胃火，通涤腑气。

【主治】齿痛，口㖞，咽痛，喉痹，鼻衄，泻痢，便秘，热病，足背肿痛。

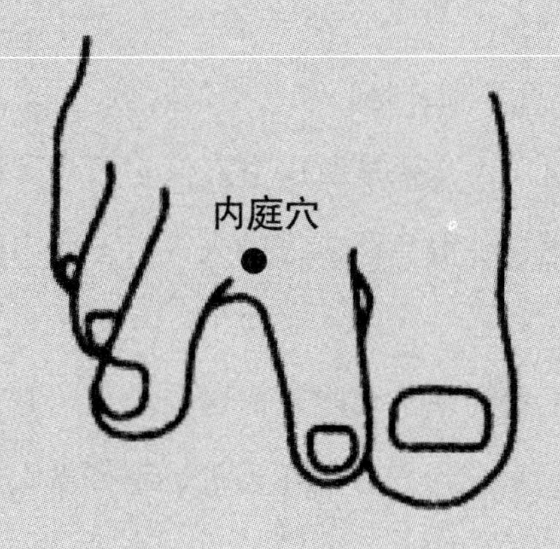

第3讲 曲 池

4月19日 五经富刘屋桥

《天星十二穴》共12讲，我跟你们讲眨眼即过，这个歌赋非常精彩，可以给你临床无限的启发。如下。

举足不能起，
坐卧似衰翁。

是哪个穴啊？阳陵泉。

中风偏瘫的，行步龙钟的，哪个家里不会面临？所以你看这个歌赋多厉害！

挽弓开不得，
筋缓莫梳头。

遇到手脚麻痹，没有力量，手不能提，肩不能挑，挽弓开不得的，就要用到曲池，我们今天要讲的。

我觉得跟人体切身利益最密切的学说就是经络腧穴学，它是我们的祖先偶然发现，一代一代传承下来的学问，学好它，在平常之时可以预防，在危急之际还可以自救。

所以老师讲经络腧穴学那么欢喜，因为我觉得我不小心挖到了一个金矿。

昨天太保读到一句话：

龙含海珠，游鱼不顾。

就是说我们学习要像这个龙含珠、鸡孵卵、炉炼丹一样，把握这个机会，一切的琐事靠边站，找一个隐蔽的地方去修炼。

所以老师呢，接下来有一个重要的事情，就是讲讲这个仙佛修养。

学如果不近仙，心如果不近佛，不可以学医。

这是古代一本叫《医理源说》的书中讲到的，如果你学医，不近这些大儒高道，跟这些禅宗的开悟智者点化，那你的成就不会很大。

那么我们怎样做可以媲美古人呢？老师想到一个栏目，叫《羽翼歌赋》栏目。

这是我读孙思邈的《千金方》想到的。孙思邈说，我写《千金方》，是为了羽翼《黄帝内经》，就是说《黄帝内经》是有血有肉有骨的，而我的《千金方》只是《黄帝内经》的羽毛，你看多谦虚啊！

古人的经典，它是骨、脉、皮、筋、肉，而我的只是皮毛而已。

就是说实在是微不足道，但是呢，多添一根毛也多一点温暖，还是比较好的。自身的自信还不会缺，不能有鸡而无毛啊！

所以你不能光读经典，还要读后世的学说，它是羽翼丰满。

所以老师说我们可以创一个羽翼堂，专门给经典添注解，白话浅释。让经典飞得更高，飞得更远，飞入寻常百姓家。

你看，老师不讲《天星十二穴》，你们很多人一辈子都不会跟它结缘。

我一讲，你们家里老人中风，不怕了，举足不能起，坐卧似衰翁，你们这个肩周炎的，不怕了，筋缓莫梳头，挽弓开不得，肘关节炎的，也不怕它了，这两句口诀招过来，就有把握了。

这个羽翼经典项目，其实就是古人做的什么？注疏。

疏是什么？就是你看了经典以后你的思维是疏通的，不是堵塞的，它帮你疏通开来。注就是注脚。

古人讲，胸无半点尘，眼无半丁点的杂质，才可以为古书作注。

当时有一次鹅湖之辩，象山的陆九渊跟岳麓书院的朱熹，他们围绕究竟是应该道学问，还是遵心性，展开辩论。

朱熹认为，应该以学问为主，要我去注六经，达到人的精严、庄严跟智慧。

陆九渊说，只要静坐，开发心性，锻炼身体，然后六经注我，让六经成为我的注脚，我的血脉。

最后他们达成共识，就是说初学阶段，要多去注疏，到真正成就之日呢，就可以书来注你了。

你们现阶段属于哪阶段呢？是我注歌赋阶段。到老师这个时候呢，就是歌赋注我了。

所以明师也是，他一定会为弟子量身订造最好的修学定课，所以我们的定课不单是往里面灌输东西。

我们岭南唯一入祀孔庙的状元，在他门下，叫江门学派，出了朝中柱石的大量人才，他是何许人？是写《戒懒文》的作者，叫陈白沙，人称白沙先生。他教学有六条原则。

第一条是什么？多自学，. 少灌输。

要像这个虫一样，自己去蛀那个树木，不要让别人把木屑都往你嘴巴里头喂，所以注疏注疏，这个注通“蛀”。

就是说你要变身书虫，去蛀那书中的经典，把它变为齑粉，化为自己的血脉，来营养周身，所以注是这样的。

疏是什么？疏就是疏通，疏通这些注解，疏通经络的原意。

所以修学阶段要走两关，一关是进来，一关是出去。

进来是什么？就是不断地记啊，背啊，用六一规（详细请看文末《普及学堂背抄古文六一规》），用“快、准、狠”。

出去呢，遍览文献经典，然后就是做这个注疏工作。像《天星十二穴》这么好的宝藏，你光背了还不行，你还要发散思维。

比如说足三里，在古籍中像《针灸甲乙经》这些重要的经典都有足三里的叙述。

某某古籍里面讲，它可以益力气，可以治脱肛，好，记住就行了，下一句了；在某某医典上面又讲到呢，足三里可以治疗疮痈掉肉，哦，它是土金土穴，土旺四季，就可以了。

现代研究，你也要加进去啊，我们看《针灸学》的教材，针灸足三里后，它会反射性地引起胃肠的蠕动，使消化力加强，好，记住这一句，行了。你就去注《天星十二穴》，每个穴位，写出 10 条以上的注疏心得，可以查资料，上百度，进图书馆，让学者对这个穴位了知更深刻、更全面、更彻底。

再拿麻黄给你们讲一下。

麻黄辛温微苦，正常它是干什么的？宣肺气，开毛窍，除寒热，可以发汗平喘，消水肿。

《名医别录》有一篇讲，它怎么怎么样，《药性本草》上面讲麻黄根可以止汗，有一篇文献记载《外科证治全生集》有个阳和丸，麻黄研成细粉，用黄米饭捣烂为丸服用，可以使烂肉重长。

更重要的，后面还有个报道，《中医杂志》1992 年第 9 期载湖北汪医生逍遥散里加麻黄来治疗抑郁症，有奇效。用麻黄解郁，妙在宣肺，你看，现在那么多抑郁人群，用逍遥散旋转这个肝胆，再加这个麻黄，它就旋转心肺了。因为诸气膹郁皆属于肺，麻黄解郁，妙在宣肺啊！

我这样学一味麻黄，教材给不到我的，我都得到了，所以我们要做教材没有的，可以羽翼教材的。

所以这个注疏不用多，千点万点，不如明师一点，你的注疏就要有这个画龙点睛之妙。

它后面还有更厉害的，这个跌打伤科里头，初起皮肉疼痛，瘀血下不去，在活血化瘀的四物汤里加点麻黄、桂枝，四物汤补血，麻黄、桂枝行风止痛，那瘀血就化解得很快。

你看这个注疏之功多厉害！所以我们最好的是现阶段《百症赋》《天星十二穴》开始注疏，接下来要讲的《玉龙赋》，你们开始一个穴位就找10条左右，可以大大地提高你们的阅读报告能力，文献检索能力，但前提你要把歌赋背得滚瓜烂熟。

然后我们有二三十名弟子，就是一个强大的为中医奉献的团队。

它有什么好处？只要谁看了我们的注疏，再看《天星十二穴》，省事啊，连哪个字你不会读的，读音帮你标出来，它是什么意思都帮你解出来，服务到家啊！

所以你碰到一个穴位，有句话你不懂了，如果你皱眉，你就是一个苦学的学子，若你另外多一份心，如何让更多不懂的人更容易懂，你就是菩萨，自利利他的，就不一样了。

你不懂了，急得焦头烂额，很想弄懂它，你就是学者，就是阿罗汉，如果你很想让大家因此而懂得，我立马要写一部《百症赋》的注疏，就是说里面没有我的想法，都是古圣先贤有关《百症赋》的。

我跟你讲，老师给你们点的项目呢，没有一样是古人全面去做的，如果古人已经做了，我就不会去做，我们要为世人所不能为，而且是必须要为的。

有一位校长说，要推广经典教学，太难了。

不问难不难，只问需不需要，若需要，无难也。

虽千万人，吾往矣！

所以这个注疏的任务呢，只要有需要，有助于我的孩子，有助于我自己，有助于大家破迷开悟的，就是说对这经典产生更强大信心的，对《百症赋》理解更透的，我来做。

但是我跟你讲，你做了你受益也最大。

像这《百症赋》“且如两臂顽麻，少海就傍于三里”，那少海穴你怎么注，足三里怎么注？“半身不遂，阳陵远达于曲池”，曲池怎么注？半身不遂，手脚都动不了了，“挽弓开不得，筋缓莫梳头”，连手都举不起来了，所以这句话就可以注曲池了。

哪里讲的？《天星十二穴》曰，挽弓开不得，筋缓莫梳头。曲池。

所以曲池就可以治疗什么？

“且如两臂顽麻，少海就傍于三里。半身不遂，阳陵远达于曲池。”

阳陵泉使筋能够动，曲池使手能够挥。

然后再精深下去，有些呢，赋以外没有记到的，像曲池还能治疗什么？治疗咽喉炎，咽喉热毒。接下来还能治什么？还能治疗带状疱疹痛，都有这个报告。尽量不要超过20个字，每条注疏，像张仲景条文一样，看一遍就能量饱满。

像刚才老师讲麻黄一样，谁能想到解表的药，还可以解郁，谁又能想到解表的药，它居然可以治跌打伤，那么你思维一下子就打开来了。

所以你要投身在古籍之中，古籍就是我们的珠。龙含宝珠，我就是在致虚极，守静笃了。

注疏是古代学子可以作的学问，它是连接学习跟讲学的桥梁，如果说背诵是首关，那么注疏就是桥梁关，讲学才是最终成为硕果普及关。

所以老师你们让过学者的三关——背书关、注疏关、讲论关。

讲论得之最速，思虑得之最深，你注疏的时候，就要行思虑之事，力行得之最切。

你们真要做学问的，不要光听经闻法，也不要光背诵，你要进入这个桥梁阶段——注疏。

你看张仲景碰到这个拉肚子，他就讲了一句话，浆粥入胃，则泄注止，则虚者活，就是说这浆粥米浆水保胃气的。

若要身体好，煮粥加大枣，若要身体健，煮粥加姜片。早上喝了，身体就会健康，身体就会好，所以姜枣粥吃了，浆粥入胃，拉肚子就止住了，肛周就收了，泄注止，虚者活，那么你虚的人就可以活过来。

保胃气学说啊！你看吃了发汗解表药以后，张仲景说要干什么？两件事！第一是啜热稀粥，你看啜字，很多口，不断地吸吸吸。

为什么呢？胃本来就受伤了，你慢慢喝点进去润它，激活它。

所以啜字我们就要注疏了，不然很多人一读过，他不知道“啜”字是什么意思。

一个字你领悟了，就够了，习来千卷少，悟透半句多。

所以这注疏功夫，你们这点不可以输人。

啜热稀粥之后，第二个呢？要盖被子。为什么？慎风寒嘛，然后使热气不要那么快散掉，身体里面的热就出来了。

解表的时候，还可以养胃，这是保胃气思想。

所以《天星十二穴》里把三里内庭穴放在第一位，为什么？鹤顶啊，求生必须通胃经，保胃气思想。从古到今也没有人去注疏《天星十二穴》，也没有讲为什么三里内庭穴放第一。

你这样一注下去，不就很精彩？所以你如果没有本事讲出像老师讲论如此精彩的一些论断，那你只能拼命地读书，不断去思虑，思虑得之最深，再去体证。

老师当时写跟诊日记，没有好的歌诀，我就编。

一味鸡屎藤消积，

二药枳桔调气机。

三仙健脾和胃气，

四君补养脾中虚。

这是余老师常用的，老师当时跟在余老师身边，我就是一个注疏家的身份。我注余老师，把方义透得更通俗易懂，让学子能够入门。

所以我们注疏只需要白话浅释，但我们不要小看白话浅释，就像古代做学问要过五关。

第一关是校对关。你这个经典究竟对还是不对，要跟古籍对，要跟马王堆出土，各个地方出土的古籍对。

这第一关你们自动就过了，根本不用做校对工作，我们《天星十二穴》拿起来就是最标准的。

第二关训诂关，每个文字你都要去训，这些古字如何理解它的真实义。

这一关一过，第三关你就可以注疏了，看以前有谁讲过，把它找出来，然后再加以解释。

注疏关再过了，你就可以用白话浅释了，解释这些注跟疏。像“麻黄解郁，妙在宣肺”，这句话呢，其实有些人还读不懂，那么我们就进一步再解释，麻黄可以用于抑郁症的治疗，因为麻黄它巧妙在可以宣通肺。

不要以为白话讲解很俗，你要做出味道来，白话浅释功夫很重要。

过了这四关呢，才是你有资本开宗立派，第五关上台讲学了，可以被人请了。

这五关是一气呵成的，你做学问，现在在哪一关呢？

言归正传，我们接着来看曲池。

曲池拱手取。

作揖，拱手，就在这里，像一个拱桥一样，一拱手的时候，肘横纹尽端处，为曲池。

为什么叫曲池？弯弯曲曲，池是池水、池塘、池泽，曲池这个穴位，可以润滑关节，使关节油变得足。有些人手一伸哒哒响，赶紧弄曲池，曲池是能够让弯曲之处泽润的，泽润了就不会哒哒响。

还有人咳嗽，咳的声音像钟一样，哐哐哐，肺干燥了，秋天很多燥咳患者，取曲池。

为什么呢？肺与大肠相表里，肺干燥了，我们赶紧在大肠里补点水，让它润上来。

屈肘骨边求。

弯曲肘部，骨边曲池穴，它是治疗这个关节弯曲不利索的。它的名字就是它的功用，我们叫功名不二。

这个池嘛，池水，所以滋润就找它。口干舌燥，针刺曲池。吃了煎炸烧烤，它就耗你肠胃的水，肠胃水不够了，咽喉就干，这时曲池下一针，它就将这胃肠经通开，津液可以到胃口来，上膈贯肺，贯到肺上来。所以这是曲池。

善治肘中痛，偏风手不收。

肘痛，网球肘，就是肘部曲伸不利，肘关节发炎了。

因为肘是尖的，凡尖峰之处就可以克制瘤结，所以练好这个肘部，人身体就不会长结块。

人只要肘有力了，曲池能发力，乳腺炎、肘关节炎、肩周炎、肝囊肿、子宫肌瘤，这些都会渐渐地消融掉。

那些中风偏瘫手不行的，桂枝汤加肘三药，相当于曲池，桔梗、威灵仙，还有桑枝，都可作用于肘关节。然后再在曲池穴位处多做热敷热贴。

曲池是一个要穴，它是合穴，合穴有什么特点？一般力量比较大，它可以使手能提、肩能挑。专门练这个曲池穴力，把这里的肌肉丰隆起来，那么关节被肌肉包住了，它就不容易受伤了。所以这个挽弓开不得，手不能提，肩不能挑的，取曲池穴。

所以筋缓莫梳头，这一句话就解决了肩周炎，干什么？练曲池力。常去敲打它，俯卧撑练半卧式，就是练这个曲池力，练完以后肩井就开了。

喉闭促欲死，发热更无休。

一个人咽喉闭塞，吞咽不利，扁桃体发炎，喝水都痛，就选曲池了。

这句话还给我们重要启发：有哪种类型的人，东西都吞不了的？食道癌患者。

所以曲池是食道癌的防癌穴，防食道癌、鼻咽癌，喉闭促欲死，就是说在生死边缘较量的，曲池可以及时解救。

有些有食道癌家族史的人，赶紧练曲池，这个是再生之穴。所以讲话娘娘腔的，拍曲池，把曲池力发出来，打开喉轮，朗诵的声音就出来，既清亮，又清晰，大脑还氧气饱满。

发热更无休。

无休无止地发热，发高热，只要曲池配商阳，一下子就让热退下来。为什么选曲池？因为水能够润燥。

老师讲过了，热的时候，你把手举起来，身体就会发凉，就会清凉。

我们有一个“两手托天理三焦”，一托呢，曲池、阳溪、合谷这些水都会下到咽喉，所以如果你最近觉得咽干口燥，就做举手的动作，半个小时，咽喉就湿润了。

有些人问，曾老师，我糖尿病消渴怎么办？

我说，你把手举起来走路，走半个小时就不渴了。

曲池要拱手取，为什么呢？这样取它就可以润胸肺，水只有平行它才可以对流，形成这个高差才可以形成这个力量，否则水它怎么上来呢？

平时曲池穴只要打得够深，肌肉够丰隆的时候，我的池塘是最大的，那么你怎么失火，都不会殃及到我的池鱼。

脏腑就是鱼，曲池就是养它的水。

脏腑上火了，如果平时曲池练得好，人就不容易上火。所以你说，曾老师我平时老容易上火，要么鼻炎，要么咽炎，要么胃炎，怎么办？练曲池。

刚才仅从名相学上解曲池可以治发热更无休，没有从医理上寻，医理上寻，曲池它在哪条经络上？阳明大肠经，叫六经实热总清阳明。

身体发热了，就在阳明经上找穴位，第一个找荥穴，荥主身热，第二个，找合穴，所以阳明胃和肠经找合穴，合主六腑，六腑都可以通。

好多发热的人，六腑有积，喜欢到冰箱拿冷饮来喝。

我们这时不要喝冰冻饮料了，就拍曲池，拍一小时，等下就放屁了，再搞一小瓶蜂蜜水喝下去，第二天口不干，也不苦，二便通畅，就不会上火。

遍身风癣癞，
针着即时瘳。

就是通身上下呢，像这个癞痢头一样，都是风癣。

你看这个风主动的，风木一动，皮肤就痒，它是一股风木之象。

这时我们要找什么？找胃肠，胃肠是什么？是土，土的性就是缓，它能缓急，你再找合穴，合穴缓急力量更强。

所以足三里跟曲池两个是缓急穴。

它相当于什么药？炙甘草。甘能缓急啊。

痒或者咳得不得了，很紧张，搞点炙甘草片来含含，就轻松了，缓了。

所以曲池跟足三里是甘缓之穴，它们是合穴，合穴一般比较平缓，所以它还可以治疗躁狂症，可以治疗打人毁物、小儿多动，这些患者平时可多拍曲池跟足三里。

有些人遍身风癣癞，他痒得要大闹天宫了，针着即时瘳，治痒奇穴曲池，就能及时起到效果。

现在很多人痒，是因为他吃了发物，如海鲜、鸡蛋、牛奶、调料等各种不干净的东西，最后都到了肠里。

合主六腑，六腑有病，取之合。

所以曲池穴乃清肠要穴，肠胃清理干净了，那皮肤怎么会痒呢？

所以皮肤痒的患者，我们都会交代要清淡饮食，才容易好，再用这些湿毒清胶囊，四妙散，还有这个止痒六味。

威灵甘草石菖蒲，苦参胡麻何首乌。
药末二钱酒一两，浑身瘙痒一时除。

这些你要背得滚瓜烂熟，这样你注疏方便了，就像这巧妇，她有很多食材呢，做菜就是分分钟的事。

好，今天这个曲池就到这里，更多精彩在明天！

小贴士

曲 池

【定位】屈肘，拱手，在肘横纹桡侧端凹陷处。

【功能】疏风清热，调和营卫。

【主治】热病，咽喉疼痛，皮肤病，风疹，癣疥，瘰疬，上肢瘫痪，癫狂，腹痛，吐泻，肘臂痛，肝亢。

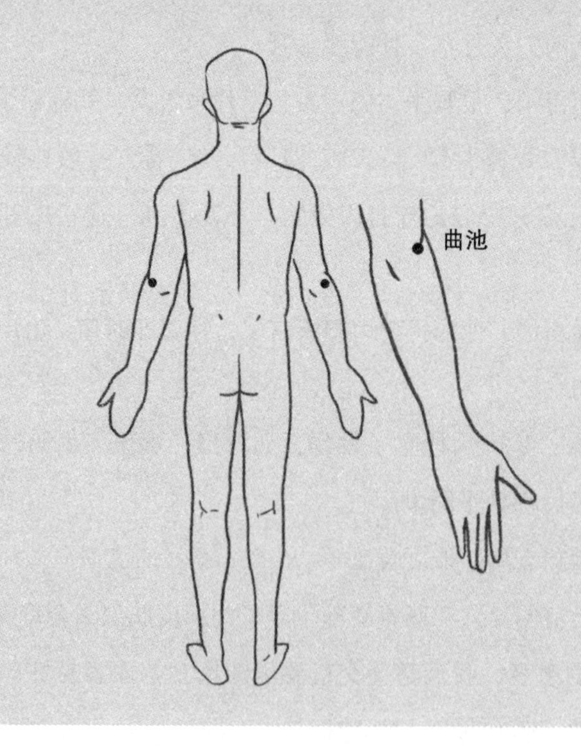

第4讲 合 谷

4月20日　五经富刘屋桥

今天是轻松学歌赋《天星十二穴》第4讲了。

学一首歌赋、名论或者一篇经典，我们先要认识到其价值，你低估了它的价值，你学习的劲头就会减退。

什么叫做经典？一般二三十年内能适用的叫经验，两三百年都不变的叫真理，而两三千年乃至中华上下五千年亘古常新，像中华名篇十三经，只要有人在，都能经世致用的，这个就叫经典。

所以你得到一点碎片经验就好开心，那个是二三十年都管用的；如果你得到这些歌赋名论，起码两三百年都精彩的，会更开心；如果你得到经典，两三千年乃至上下五千年都不变的，你知道它价值有多大——古代叫通经致用，你通达了这个经典，你自然学以致用。

那么我们如何学经典，学这些名篇名论歌赋呢？要过“五到关”。

第一要背到，就是嘴皮子功夫要过关。

连基础的“背”这一关都过不了的，就像说食不饱，什么意思？

你只讲“四大经典太好了，四大经典为根，各家学说为本，临床乃中医之生命线，仁心仁术乃中医之魂，啊，《伤寒论》《黄帝内经》太好了”，可是你都没有滚瓜烂熟背会，这就叫做食不饱。

老师对背书的要求是，要快、准、狠。你看为什么背书者如过江之鲫，成就者却似凤毛麟角？

因为他没有用这快、准、狠的标准去背。老师要求你们背书，像新闻播音员一样，不可以背错字，不可以背断句，不可以打顿，不可以在那里边背边想，就是要顺口溜。要字正腔圆，用金刚音、狮吼音去背诵，这是背诵的要求。

拿到经典了，还要按《弟子规》这句：“凡道字，重且舒，勿急疾，勿模糊”的标准去背。

凡是背这些文字，重是什么？稳重，沉重，厚重，势大力沉。舒就是非常舒适、舒达，背出去的时候非常流畅。

“勿急疾”，你背得心浮气躁，赶紧收一下，如果你背诵让别人听着觉得不耐烦，你要回归到“重且舒”，不要在急疾上面走太远。

“勿模糊”，所以你们要纠正一下口音，清晰的音声，才有清晰的逻辑，人生才不会糊涂，洪亮的音声，才有闪亮的人生，才不会低馁、低弱。

“快、准、狠，重且舒”，你们要记住这六个字——背圣贤书的标准。

所以你背书要像上央视一样，你要关注到听众的感受跟体悟。像唱二人转，像做小品一样，要背得带气场，不可以背得馁馁的，背得弱奄奄的。

那你是在污蔑经典，不是在践行经典。

所以这“背到”原来是有标准的。

背到了，背会了，吃到经典了，接下来就看你的消化能力了。

你看有些人，东西吃到嘴巴再到胃里，最后完谷不化，或者吃撑了，或者消化不了。所以接下来第二关叫默到。

默到我们用什么？用六一规。在默写过程中呢，字要一字不错，句要一句不漏，默写从头到尾要一气呵成，这是三个一。

还有另外三个一，默写过程中如临大敌，一声不吭，持口，开口神气散，舌动是非生啊！所以默写过程中口是一声不吭。身体呢，一动不动，这心专注在上面。

老师那天真的领悟到这个干事的法则，连续两天下雨，没有去铺石头，那天十一点没有下雨，我想等一下乌云就过来了，我得赶紧去铺。

旁边的人看了觉得我好像有八只手，像那机器人一样，非常快速。

为什么？因为我当时一个杂念也没有，我只知道等一会儿下雨了，就没有办法铺石头了，干完才知道刚才是“一念不生”。

制心一处，无事不办。万法归一啊，执于一，则万事毕。

所以六一规，就是让你样样都归一，让你有所归一，让你精神有所一归。

一是一致，归呢？三花聚顶，五气朝元，就说能够归元的。

这是默到的标准。

接下来呢？是译注到。

普通人认为是译到，但是老师认为光是译到还不够，要多加一个注字，译是翻译的译，将古文翻译成今文，或者将英文翻译成中文都叫译。

你光古今通，会译，没有什么了不起，中外通也没什么了不起，还要一个文理通，这是一个小孩子告诉我的，你不能光译，还要译得很美丽，还要译得很丰富。

翻译的译，通什么？羽翼的翼，翅膀啊。就是说你能否翻译得让别人非常欢喜，看了《天星十二穴》，很乐意去背诵这个《百症赋》，很想看我们的《学修规矩二十条》，我们《学修规矩二十条》就可以练二十个篇章。

比如“修学以清静为兴旺”，关于这清静修学成就的，你说，“啊，学习跟修炼身体，以清心寡欲，安静下来，板凳要坐10年冷为兴旺，你就有兴旺气象”，你这样解释呢，为60分。

但是去译它，弄二十个案例去羽翼它，像范仲淹断粥划齑，3年不窥园的董仲舒，达摩九年面壁，全部都是清静成就的，为90分。

如果你再做到了，就是满分。

我们应该补古人的不足，应该创古人之所缺，所以你想象不到学修规矩二十条，只要我译注好它，就成就了，这学习的态度跟方法全部在上面。

这个是译注到。

译注就可以通它的文理，所以你背到了，默到了，开始译注了，就是说经典出入百家言，纵横十万里，经纶三大教，你开始消化，开始不断地运送营养了。

现在你们有些人已经可以开始做译注工作了。

译注到再往上走是什么？讲到。所以译注功夫是讲学的桥梁，是你背到默到以后到讲到的桥梁。

译注这一关你做得好，那你讲课简直是什么？十八般武艺，般般俱全，得心应手。

古代的大家大都做过译注家。你看很多文人做翻译工作，他要穷尽五车书啊，不知道要吞掉多少家图书馆，发奋识遍天下字，努力读尽世间书，这些是欧阳修、苏东坡这些大文豪的志愿。

所以译注到你功夫做得足，那你一上讲台不得了，真的是没完没了，口吐莲花。所以不要羡慕别人口吐莲花，他底下就是译注功夫做的顶呱呱啊！

下面来看一下老师治疮痈，怎么译注。

“五积六聚，皆是气凝其痰血”。这疮痈就是这个积聚，是气凝血聚之物，古书里说香附可以治疮痈。香附是什么？气病之总司。

我们可以用香附来抗什么？抗癌，癌瘤包块之初起。

它符合张仲景“大气一转，病邪乃散”的理念。

它符合王清任讲的，“周身之气通而不滞，血活而不留瘀，气通血活，何患疾病不愈”。

然后我们就列举案例。古代有一个嘴上长疮痈的人，众医皆束手，然后用香附跟三七末，两味药而已，服下去第二天就松了，第三天疮痈就瘪下去了。

张锡纯有一次得了这个腮腺炎，红肿热痛，下火下不了，他吃了点三七粉，莫名其妙就下去了。

原来气通血活，疮脓疮包就会瘪下去，所以我们一句条文，就可以用经来串它。

接下来又引经据典了，“膏粱厚味，足生大疔”啊！

你说是年多疮，还是饥年多疮呢？肯定是丰年啊，所以要节饮食。

你说是火气大的嗔怒人多疮，还是火气平和的气怯人多疮呢？肯定是嗔怒人啊，气有余便是火嘛。

疮痈原是火毒生，所以我又引什么？引《医宗金鉴》来去注它。

我们讲一个疮痈呢，你只要研透了，你回家就专治无名肿毒，就成为治疮痈高手。

像我们等一下要讲的合谷穴，面口合谷收，好，只要口上牙上长一个疮包，针刺合谷，它就可以放这个嘴上的疮痈肿毒。

歌诀上面有天星十二穴，所以你就引天星十二穴去注它，用外治法来治疗疮痈，用经络的相互传感，用原络配穴法去缓解疮痈，因为合谷是原穴，再加上络穴，列缺或者偏历，把这大肠经的热移走。

什么叫络？络就是细小的管道，专门疏放压力。什么叫原？原就是原动力，只要这穴位一出来，整条经就有动力了，有劲了。

所以原络配穴法，就是让人很有劲又让人很开心的。

有些人便秘大肠不通，那他肠道肯定没动力，加上不通了，所以取大肠的原穴，再配上肺经的络穴，合谷、列缺，肠通腑畅，身体非常轻松快乐。

你看，这个书读多了，老师译注功夫做得非常足，所以出口成章，你不用羡慕，也不要悲伤，只要你私底下努力地做译注功夫，随后你也可以台前无限风光。

所以要在书桌前建立自信，要在窗台边树立底气。

男儿欲遂平生志，
无经勤向窗前读。

所以你们不要光背书，背跟默是最初级的阶段，最后还要进入到译注。如果背就是采菜，默就是洗菜，那译注呢，译注就开始炒菜了，讲呢，讲就开始把菜端上桌子来了，哇，好香啊，最后呢，最后就开始用到，用到就是开始吃了，开始受用了，非常受用，所以这是一个炒菜的流程。

有些人他已经讲到了，可是讲到了还不行。

能讲不能行国之师，

能讲又能行国之宝。

比如说，老师讲合谷，我跟别人不一样，我讲合谷呢，我的力量比别人要强大，我俯卧撑一百个，这是铁性要求；我握这锄头呢，你一般两三个人是拉不动我锄头的，这叫合谷力，我是练到力了来讲合谷，体验到它的好处才会讲得精彩。

像开穴位的，要开足三里，你可以叫别人帮你按，这叫他开，我们练踇趾桩呢，是自开足三里，所以我们踇趾桩一站，然后这桩功一摆，手上就是开合谷，脚上就是开太冲，自开四关，我们这马步一蹲下去一两个小时视若等闲。所以自身是体验过来的人，讲东西特别深刻有味道。

假如你只是讲到做不到，那你就是如数他人宝，自无半分毫啊！

所以老师这里呢，有余力则学文，你身体没练得棒棒的，我不会教你太多东西，因为教你是害你，你手机内存不够大，不要装太多软件，装太多它就会死机，不要把它装满了。

所以第五关就是要做到，做到经典里头的条文，我跟你讲每一条都是可以践行的。

这就是学一部经典，一篇名文，一篇名赋，一个名论的五会，又叫五到，就是说这五到你达到了，就过关了。

你就可以凭借一部经典而吃一辈子，这就是铁饭碗。

接下来你们就有方向了。像昨天你们听完课后，有好几个人反映说，哎呀，老师不单给我们信心，还给我们指明方法，还已经铺垫好了路子，我们只要去走，天天去积累就成了。

明师他不一定只传知识，他还传信心，还传方法，还传系统，还传志向。传道，不是简单的授业解惑。

所以老师这五到学问一讲出来，真的是“智者读一句，便解无量义，愚者读千句，不明其中理”啊。

愚笨的人读千句下来，讲什么不知道。智者呢，就给他讲一次五到，他居然做经典的方法，做经典的功夫，做经典的目标方向跟细节，他全部懂。

好，我们步入正题。

合谷在虎口。

这合谷穴在虎口，虎口在哪里？手大拇指跟食指间肌肉最丰隆之处。

老师的观合谷法，不需搭脉，就看他的合谷，合谷瘪下去了，就是一个疲惫之人，容易熬夜，心累，身体也累，虚劳，老觉得气不足。

对对对，点头如捣蒜啊。

为什么呢？合谷都瘪下去了，合谷不丰满，合谷是阳明多气多血，你都少气少血了，你还有什么精气神。

你看，多休息，一句讲到心坎上。

再来一个补中益气汤，一吃下去，这个合谷的皱纹就没有了，就饱满起来了，瘪者隆之。

你想要测试，用手捏一下，你捏一下你自己的合合，再去捏一下健康又练俯卧撑的人的合谷，就知道了，原来弱在这里。

这叫合谷诊法。

捏一下他合谷穴有没有弹力，看一下有没有丰隆，既无弹力，又没丰隆，用四君子汤，补养脾中虚，脾主肌肉嘛。

所以呢，我一看合谷瘪下去了，是不是尿频？对了；是不是晚上夜尿多？对了；是不是吹风容易感冒？对了；是不是容易鼻塞？对了。

为什么呢？合谷啊，阳明经一直上来，走到哪里了？鼻旁五分是迎香，走到迎香穴来了。

迎香这里塞了，合谷这里肯定是瘪了，因为这里是原穴原动力。

去年暑假教孩子们斗力，这斗力真的是很助长合谷的，怎么斗力法？

你不要比这个扳手腕，因为一般人不常练功的，掰手腕突然爆发力一下子容易伤到肘。

但是用合谷斗力就不会伤到人，就是去田里拔最韧的牛筋草，你一手抓住这牛筋草，他也抓住牛筋草，大家较力，站好马步，相互较力。

所以我们怎么练鹅掌，就是这一招（两手掌相互握住另一只手的腕关节，两手互拉），你要保持这个拉力拉劲，要使劲，使劲，再使劲，大便不通就通了，等下浑身冰凉就开始暖了。

这是一位拳术师父传下来的，他教一个羸弱的人自己跟自己斗力，用这两只手相互拉，这一拉的话，合谷、曲池都练得到。

练到半年以后呢，跟家里人一样正常下地干活了。

后来才知道，他原来得了肺痨，肺痨肺气弱，硬是靠这种康复疗法，把身体练壮。本来在古代肺痨是要死人的，他控制了但身体还是弱，就是靠这种较力不断地提高肺活量。肺与大肠相表里，肺经下络大肠，还循胃口，上膈贯肺，属肺。合谷是原穴，补虚，补完这个大肠力一起来，胃力就起来，胃动力一起来，肺力就饱满了。

你要是有这个经历，哇，指导他们由瘦弱转向雄强，真不是难事。

让弱奄奄的变得强壮，这一关已经不是难事了，已经不是我们现阶段的目标了。

老师立目标像太极一样，让弱者变为雄强，像太极有这阳生的道路，让强壮不要变得过强，过刚反折。

从来硬弩弦先断，
每见钢刀口易伤。

要让强者再变得慈悲，要能帮更多的弱者，这个人生就比较圆满。

好，我们继续讲合谷，合谷在虎口。

积极乐观的人，他的拇指是竖起来的，合谷力很强，他就有一股劲。

我们练这个指卧撑的时候，就是开合谷壮胆的。

《黄帝内经》讲到，勇者气行则已，怯者着而为病。

同样一阵风过来，有勇气的人呢气就行了，啥事都没有，没勇气的，哎，一害怕，一心惊，一胆战，风寒就进来了，就得病了。

开合谷就没事，所以我们平时只要多练合谷力，就有金刚体。

合谷在虎口，两指歧骨间。

我们把手伸出来，看这个虎口，上牙痛就弄这个合谷上面，下牙痛就弄合谷的下面，满口牙痛就这一条，叫牙槽，这一条叫牙槽穴，平时牙齿痛就掐合谷。

你想保健牙齿，太简单了，不要等牙痛了再来下手，感觉最近牙有些紧，胃口不太好，赶紧掐合谷，很快牙痛就好了。

或者即使痛，也是轻的，一两天就好了。不会痛得不休不止，搞得一周都不好。

所以平时掐合谷，就是护齿。

那我干脆搞一个牙保健操，跟经络穴道结合，做到登峰造极。

怎么说呢？我记得以前看过一个报告，很多经济学家相互追捧的东西。说有一个公司为扩大牙膏销量悬赏求良策，有个人出了一个主意获得了重赏。什么主意？把牙膏口变大。一管牙膏本来可以用三个月的，结果变成用一个半月，牙膏的销量上升了。

这种点子，你以为很好，很有启发，这在老师看来其实是很可怜的点子。这叫赚表面功利钱，实际上它是伤福的。

这在急功近利上用过度了，没有考虑到人何以为人，人应该为世界做点什么。

节省消耗，保护环境，遵循礼仪，和谐社会，应该做这个。而不是挖空心思，把别人口袋里的钱拿出来。

如果老师做牙膏，我跟你讲，我可以让牙膏公司和用户皆大欢喜。

我要在牙膏盒里头加一张牙保健操的说明书。

用了我的牙膏呢，你本来一天要刷两次牙，现在可能只需刷一次了，然后再做牙保健操，或者你本来要用一条牙膏的，你可以用半条，小半条，再加牙保健操，你的牙齿将用到百年还安好。

怎么做牙保健操呢？

这个《天星十二穴》上面讲了。

齿龋鼻衄血，口噤不开言。

牙龈肿，龋齿，就是说一切牙齿问题，就按合谷穴，它可以反射性固齿。

所以有些人吃东西老塞牙缝，常按合谷，牙签就用的少了。

牙签公司说，你用牙签之余，多按虎口合谷，请君多按按合谷虎口。

这个烟草公司也是画一个合谷穴进去，就说抽烟有害健康，如果你不得已抽烟，请多按合谷，加强你肠肺排毒功能，可以保护健康。

哎呀，这个就关心到点子上去了。

这简简单单的一言一语呢，你懂经络穴道，不知道要积多少功德。

这样的单位企业是真正的为生民立命，为往圣继绝学，为天下开太平，为万世传薪火。

未来你这企业不跟人类的利益密切地相关的话，这企业很难做百年。

头痛并面肿。

我们有一句口诀叫面口合谷收。

合谷穴是面部疮痈美容的要穴，艾灸合谷、足三里，胃肠消脂能力就加强了，胃肠一旦通畅，面相就光洁，所以可以去面部油腻，去印堂晦暗，去脸上的痤疮，去面部的皱纹斑点。

穴位可以操纵补泻的，可补可泻啊。虚的呢，一看合谷穴瘪下去的，灸合谷，温火补之，把它灸丰隆起来再说；一看鼓起来，面长疮，针刺合谷，行气泻之。

你看老师这是做足了译注功夫。

合谷穴在古籍上面讲，虚实皆可拔之，就是说体虚无力，面部肌肉松弛了，你看做美容的，必做合谷，所以合谷是第一美容穴，一灸下去就饱满起来，叫做补虚。

还有脸上肌肉横生，怒目圆睁，悬针纹明显，反正一看上去，凶神恶煞，赶紧刺合谷，把这个恶气疏泄掉。

合谷还是解气穴，要解肝胁肋胀的郁气呢，就针刺太冲。如果要想解头面上的气，像梅核气，头面肿，一生气面红脖子粗的，那你就用合谷。

合谷有降血脂之功，这是老师的体验。

老师有一个案例，掐合谷一个月，双下巴全部收进去，看不见了。

如果敲这个后溪呢？后溪可以治富贵包，你看多厉害。为什么后溪治富贵包，合谷收双下巴？这就是全息对应。

你看我们走路怎么走？手前后摆动，合谷就在前面，后溪在后面，所以后溪督脉通于哪里？通于颈，合谷阳明通于哪里？通于面口，通于脖，颈脖。

所以阳明经就是通整个头面的，督脉就是通后背的。

富贵包后溪，双下巴合谷。

如果最近吃得太饱了，不要紧，你就两个合谷双敲，这合谷丰隆了，消化就好，这一招我在任之堂就知道了。

有位阿姨常年便秘，吃过无数药，都只能短期缓解，后来她看到中里巴人《求医不如求己》书中说合谷可以治疗便秘，她就天天敲合谷，结果一敲不得了，便秘从此不用依靠药。

昨夜江边春水生，艨艟巨舰一毛轻。
向来枉费推移力，今日中游自在行。

中医把肠道比喻成河槽，大便比喻成舟，合谷是原穴，敲打的时候，就像这个地底的井水泉一样源源不断冒出水来，水一足，船就被举起来，这大便就通了。所以便秘的人，早上一起来就合谷敲个十分钟，大便就会顺畅。

疟疾热还寒。

疟疾，发热又发冷，我们前面讲过，六经实热总清阳明，所以内庭穴可以治疟疾，合谷也可以。

因为阳明多气多血，无论多么热的，只要大便通畅，热就会降，所以小孩子只要3天没解大便，小心吧，他接下来就要发炎了，发热了，烦躁了，睡不着了，踢被子了，一踢被子，再一感风寒，麻烦了，肚子又痛了。

人家说中医就治小病，我说，对，小病乃大病之母，我治小病，我把小烟头踩掉，胜过森林大火，然后调动所有力量去灭火，所以治小病我骄傲，我自信，最关键的不是治大病小病，是有病你及时发现及时处理。

在一个单位里，最受欢迎的，永远不是最会处理问题的，而是最能够防止问题发生的，这个人待遇是最高的。

是一个运筹帷幄，决胜千里的人物。

疟疾热还寒，上热下寒取合谷，内热外寒，像有些灯笼病，心很烦热，手脚又很冰凉，合谷，它就可以通透。

齿龋鼻衄血。

牙齿痛，鼻子出血，那就用合谷穴，百川归海，肠胃一降呢，这些血热妄行就下了。

你看，所有的出血呢，都伴有血妄行，为什么血会倒流？假如我们将长江口堵住，那水就会倒灌，人的下游长江口在哪里？肛门。大肠者大畅，肛门通畅的人一般不会出血。

你看那一刷牙就出血的，我问：你是不是一天屁股跟凳子亲密的时间超过6小时以上？

他说："对，时常8小时，12小时"。

对了，这就是坐堵了肛门，你应该站着，应该学习跪坐，应该学习打盘，应该学习站桩。

结果一站桩，大便畅快了，牙齿自动不出血。平时吃旱莲草、金樱子、芡实、竹茹，都是短期疗效尚可，一站桩就好了。

什么道理？我们人体的气应该往下走，一往下走，碰到坚硬的大便，或者这屁股坐实了，它就反弹，反弹人就容易心烦，再烦呢，脖子干燥，再干燥，鼻子就流血了，它是一条线的。

好多高血压患者就是久坐，坐久了下腹部就堵，堵了之后心就开始烦，烦了头就开始痛，但一去跑步了就没事了。

就是说你坐在案桌前的时间长了，应该在田里头挥洒的时间多一点。

所以老师很喜欢烦躁，为什么？一旦出现小烦躁，我就想，哎呀，是时候去享受了，就去跑步了，不用读书了多好啊！

做自己喜欢做的事情，疏肝解郁。

口噤不开言。

有一种噤口痢，拉完肚子以后，话都讲不出来，东西也吃不进，这时赶紧要弄合谷，搞点姜泥蒜泥，穴位敷贴，或者艾灸。还有中风口眼㖞斜的，话也讲不出来，也用合谷。

合谷是非常重要的要穴，它是原穴原动力，使你讲话巧舌如簧，字正腔圆。

我们如果把虎口比喻成老虎口，合谷穴就是人的吞咽之处，它就是喉轮。

所以容易犯咽炎的，像老师职业病慢性咽炎的，玄麦甘桔颗粒和小柴胡颗粒一起吃，疏解少阳，缓解焦虑，润咽喉跟肺肾，以金水相生，后面一定要配上按合谷穴。

穴道跟药物结合，你的药物因为穴道更神，穴道因为你的药物，发挥得更淋漓尽致。

急则治其标，用这玄麦甘桔颗粒，缓则治其本，常揉这合谷穴，效力就出来了。

针入五分深，令人即安康。

合谷就不比这个足三里了，足三里是针入八分，足三里处肌肉比较厚，合谷针入五分就可以。

我们手脚胸口的穴位，一般是用推，面部的穴位就是小按，肚腹腰背的穴位就可以用拳，如果到脚下的穴位，就可以用肘，可以踩，因为它肌肉丰隆。

这个就是合谷。

小贴士

合 谷

【定位】在手背第一、二掌骨之间，近掌骨桡侧缘的中点，或以拇指关节横纹正对虎口边，拇指按下当拇指尖处。

【功能】疏风解表，通络镇痛。

【主治】头痛，齿痛，鼻衄，目赤肿痛，面肿，口眼㖞斜，腮肿，热病无汗，多汗，腹痛，闭经，滞产，风疹，痢疾以及小儿惊风。

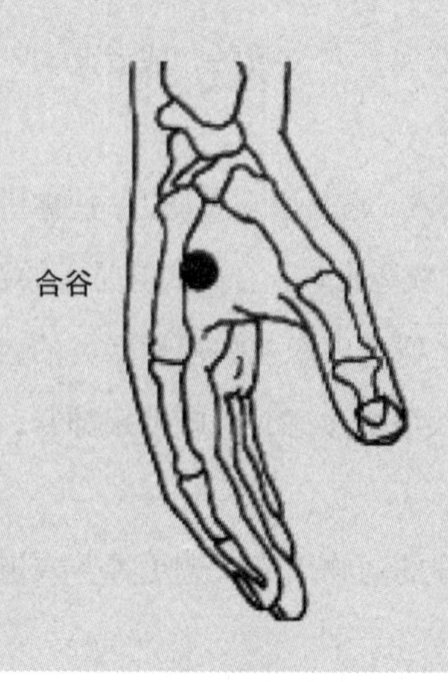

第5讲 委 中

4月21日 五经富刘屋桥

今天是《天星十二穴》第五讲了。

这个讲学讲课，讲论得之最速，通过讲的方式，你获取知识的速度是最快的。做学问的三条原则，其中一条是“讲论得之最速”。

讲还有一个论字，你要掌握大量的论点、论据、各家论述，所以讲的背后是大量的功夫做注疏，大量的阅读。

必读昔贤之书，参考近人之说。

陈存仁《医家座右铭》如是说。

如果按照张仲景的话叫“勤求古训，博采众方”；按照孙思邈的话叫“博极医源，精勤不倦”。总之就是一个博览为佳。

第二条，思虑得之最深。

“博学，审问，慎思，笃行，明辨”，这是大学名校的校训。

思虑的时候呢，不是思虑过度，是思考这穴道精义，重点条文道理。

比如老师昨天得知一位专门帮人烧饭的阿姨会治一种无名肿毒疮痈，屁股长疮，满头疮痈，用一种药，一敷就好，她用客家话讲，这药叫赤结苗。就是我们农场常见的蕨菜，那条红心跟那条头连在一起，把那些毛清理干净，捣烂了，敷下去，可以拔毒疮，治疗这些痈疮急性发作。记住，要疮痈急性发作。

然后我就琢磨，原来它捣起来是什么样的？黏黏的，《草药歌诀》上面讲，草木藤木中空善治风，藤木、鸡血藤，还有木通，它们中间带有一些细孔，疏通的，善治风。

因为中空善于行动，行动了血行风自灭。你看我们是知道它的道理的，不单知道它条文，还知道它背后的道理。

上次有个药物研发公司的朋友问我，曾老师，我们准备开发一个治疗风湿痹痛的药物，我们发现风湿痹痛的好多中老年人都带有贫血的倾向，这个有什么办法？

我说，有，有两味药你们必须用，一味是当归，一味是鸡血藤，熬成膏，对于放化疗后体虚力弱，血细胞老升不上去，这两味药可以升血细胞。

风湿病到后期肯定会痛，当归令血充足，鸡血藤让血流通，一个能治不荣则痛，一个治不通则痛，而且它们两个既能补血又能活血，这是老师找那么多药物里最管用的，既补血又活血。

所以这两味药是余老师常用的补血三药，黄芪、当归、鸡血藤。

血气虚弱就这三味药，老师帮了大量肩周炎，还有背痛的患者，所以曾一度把它们叫做肩三药。肩是很敏感的，气血一少，肩就先痛。

我们昨天讲合谷诊断法，你知道吗，老师还有一招，十宣诊断法，指腹诊断法。

有个患者手一伸出来，我一看指腹，就像是长期泡在水里，皱得很，皱白。

我说，你气虚，是不是上下楼梯都喘，而且没劲儿，不想动？你这指尖上皱，一定是脑缺血，所以你最近善忘，经常忘这忘那。

他很惊讶，说就是这些问题困扰他。

我说，补中益气汤加鸡血藤。一吃下去，你会看到你这手这些皱巴巴的指头丰隆起来了，你这大脑记性就能恢复，肩颈痛也减轻，少气懒言短气现象也消失，疲乏腿不肯迈步感也没了。

果真，他观察到这手指一天一天丰隆起来，才七天，就全部恢复过来了。

所以凡是指腹瘪下去的，千万不要去碰冷水，屡碰屡伤湿，屡碰屡受寒，你得认真对待，这不是从中医基础理论上看来的，也不是从网络上搜来的，是我看病多了以后有灵感，这就是康熙做学问的第三条——“力行得之最切”。

第一个“讲论得之最速”，所以讲学你们早上接受更容易、快速。

第二个“思虑得之最深”，所以你回去要做这个注疏工作，谁注疏做得好，谁最获益。

比如注疏《跌损妙方》，你就要注疏引药的作用，因为里面有很多引药，最丰富的引药都在书上面，它不单讲如何治跌打，有些人不是跌打，他腹痛，你们知道，肚痛不须疑，小茴与木香。

腰痛呢？大茴与故纸，杜仲入腰肢。

不一定是被别人踢到或者摩托车撞伤，有些劳损腰痛也行，或者闪挫腰痛，劳损久坐的也可以用。

这就是引药之妙。也就是你看过《跌损妙方》过后，你居然随便用四物汤、四君子汤、桂枝汤、二陈汤这些名方，再稍微佐以引药，就可以发挥到一般医家都会为你点头的疗效。

所以这时你就要研究引药文化，这样注疏你才可以发前人所未发。

再比如要做这个《大医精诚》的释义。

你先解释条文，这网上都有了，可是你有没有把握用案例去羽翼丰满它，叫立证。

我希望你们用《名医传》去注《大医精诚》，用名医的精神去注《大医精诚》，像老师写的《名医传》，还有罗大伦老师写的《名医传》，那些名医的事迹精神。

比如说我们要注这句“志存救济”。

光是这一句话，就可以注得很灿烂。

你看，李时珍当时他有两条路，一条科举为官，一条就是学医。

因为他父亲是学医的，子承父业，可是父亲不希望他学医，学医辛苦啊，到处游走，且地位不高，在大户人家常遭白眼，所以父亲希望他走学而优则仕，去当官，为民办事，为良相这条路子。

可是有一件事情令李时珍感触很大：他家里开的药单在不同地方抓到的居然是不同的药，无论他怎么解释，药房都说是这味药。

后来李时珍发现，原来是因为全国没有统一的药名，各有地方别名，以及药物混合、混杂、混淆。

这时李时珍就想，必须要有一本全国能统一的药书，药物有别名，有正名，而且有纲要，药房必备的，只要有这本书，药房就不会出错。

他父亲一听李时珍要远走他乡，深入不毛之地，就想要阻止他。

李时珍就作了一首偈《诗言志》，这个诗体现了他的志向——志存救济。

身如逆水舟，心比铁石坚。
望父全儿志，至死不怕难。

他这一走呢，就是几十年，最后《本草纲目》出来了，一统了中医药，成为中医界巨大的功勋。

这个就是什么？注疏功夫，用精彩的名医的羽翼，名医的吉光片羽，去丰满我们的《大医精诚》。

你们如果有读名医传，读个三十部，黄元御为什么学医，张仲景为什么学医，孙思邈又如何历经万苦千辛，千辛万苦，习得医术，又是如何青矜之岁，高尚兹典，白首之年，未尝释卷的，等等，那别人看了一遍《大医精诚》，居然看了三五十个名医风采，你说多舒服。

注疏的好处就是让你阅读量大大加强，阅读的好处就是让你注疏越来越丰满。这就造成一种学习的良性循环，越做进步越大。

如果因为你注疏《大医精诚》，大家都去背了，这功德太大了。中医的悬崖峭壁，深层地底就是古籍，千年的古籍在下面，我们的根要下去。

这时代我们有丰富灿烂的古文化，也有大量想学古文化的人，唯独中间桥梁注疏的人严重缺少，所以一个优秀的注疏客是这时代最需要的。

注疏是普及中医的一个大关，需要有愚公精神，可以用这些名医、名贤的精神，像这叶天士师从十七师，那你就要注这个“学无常师，择善而事”。

徐灵胎目诵书千卷，那你就要注疏到哪里去呢？注疏到这个“必读昔贤之书，俾免离经而叛道”。人家徐灵胎靠读书成就的，他没有特地到各地拜师，就专门读书，成为清朝跟叶天士齐名的两大最厉害医者。

所以你就看他的阅历，他是怎么读的，读哪些书，你就注上去；叶天士又是如何化为药童去跟老和尚学医的，这些案例你注上去，就甭提多精彩了。

所以注疏注到精彩经典，这是老师为当今时代中医入门学子开的一条终南捷径，为什么呢？这是做学问的需要，是伸展志向的需要，也是契合时代的需要。

注疏有点类似于老师现在的讲论，只是注疏是浓缩的讲论，讲论是稀释的注疏。

看《神农本草经》你看不了，你看这个疏证、注疏《本经疏证》，还有这个三家注神农本草经、叶天士注、徐灵胎注，这些大德人物，居然去注《神农本草经》，你不要以为他温热论厉害，其实他注疏更厉害，你多看这些名家注疏的风采就知道了。

胸有万卷书，才可以写书。
眼无半点尘，才可以注疏。

我跟你讲，你眼中不要加半点名闻利养，你注出来的疏才有一股不俗之气。

不俗即仙骨，有仙风道骨之气，注出来的相当精彩。

注又通煮，像煮菜一样，煮酒论英雄，就是说我能够煮一锅好的智慧盛宴，能够做一锅知识营养大套餐。

这就是注疏者应该面临的。

真的进入注疏领域后，啥事你都不关注了，余事皆不顾，唯独在注疏！这是进步非常快的。

大学期间，只有一种情况下学生们会注疏，就是写论文的时候，不断地去图书馆找论据。但是注疏就相当于天天写论文，你要当作每注一句话就写一篇论文。

像老师那天讲紫苏，我要引十家注释，从这个《简便方》、从孙思邈论紫苏，从《历代医家名医别录》论紫苏，反正就是起码十家里论到紫苏的，引用他们最精髓的条文，案例配上，再加上《医方集解》。

你知道《医方集解》为什么那么出名吗？据说当时汪昂不是专门搞医的，它就是一个像老师这样很感兴趣，为往圣继绝学的人物，他又不会背汤头歌诀三百首，他怎么成为歌诀三百首的集解者？

原来他四书五经、道家经典样样俱通，文理俱通的医界翘楚一起注，就是说，集众的智慧去解它。结果一注就成经典，后世要学汤方呢，就要看《医方集解》。

有了这本书，你就等于同时得到了数十位师父毕生经历的灌注。

所以书即师也。

这本书出来后，培养了大量民间医生，用一本书，这种叫隔空培养。

他虽然离世了，但这书的功德，还在培养医生。所以叫集解。

老师也想来一次什么，大规模的注疏集解，注什么书？解什么书？古文百篇，有什么？有写德性的，像《大医精诚》《伤寒论序》；有写家训的，像《王阳明家书》，以及《诫子书》；还有写医家品质的，像《医家座右铭》；还有写读书重要的，像《读书论》；还有我们的《学修规矩二十条》，这个太重要了，你可以用《德育故事》来注这学修规矩二十条。

《德育故事》已经有人做了嘛，还有其他最精选的修学励志故事，来反注我这《学修规矩二十条》，那么你做的就是创新的。

所以这项工作，只要有心就能够做到，老师居然可以为你们量身打造好前途，并且将方法告诉你们，让学子都有注疏的荣誉感，都可以做。

有心的人就可以做，热心的人就可以将它做好，耐心的人就可以将它做大。

好，回过头来，这个做学问的三大要点——讲论、思虑和力行。

这三个都围绕着什么？围绕着你的注疏功夫。

像昨天讲的这个合谷太重要了，你看它一合，可以治伤寒之什么？有汗。就是说汗冒出来，合谷就可以收。

那无汗呢？无汗用复溜，恢复它的流动，这是《天星十二穴》上没有提到的，我们就可以羽翼它，延伸它。

还有呢，合谷是孕妇禁针的，那么反过来，假如你不是怀孩子，你得的是子宫肌瘤、卵巢囊肿，你得的是前列腺炎，那干什么？那就弄合谷吧。

所以这叫什么？在余老师那里讲叫反弹琵琶。就是说对一个注疏家，他的思维应该是纵横捭阖的，能上能下，能外能内，能左能右，能前能后。

你去看大量的经典，怎么合谷这么厉害，"面口合谷收"，连结石都有效？

身体里有痼疾，可以吐出去的，就合谷这个穴，像虎口，要么可以咬碎它，要么可以吐出去。

我们五经富有一个患者体内有很多结石，3年要碎1次石，10年碎了3次，非常郁闷，又要去碎了。

我说，我来教你一招，复方石苇片，余老师传的。它里面有黄芪，对于结石久结的，你就不要老用瞿麦去通它，车前子去利它，如果能通利好，它早就好了，我们要用黄芪去补它，无虚不作积，你没有虚，它就不会积。

所以复方石苇片注重用黄芪配石苇，补虚利积。

补虚，用黄芪，你就让合谷有力，你抓这个水泥球，力量不够，喝两罐黄芪，那就是中药里的红牛，一抓力量就起来了，所以虎口有力。

石苇呢，石苇就利出去，所以这虎啸深山，就能喷出去。

这个药告诉他了，药只能治三分病，他要想将来不长结石，我还叫他鱼、蛋、奶不要吃了，结石体质不要碰这些高营养、高蛋白的食物，清淡一点好，要忌嘴。另外，要练虎口力，像俯卧撑叉开来顶在墙上，因为他年纪偏大了，要叫他做俯卧撑很难，所以就叫他手叉开来，顶在墙上，叉到虎口能劈叉。

按照全息疗法，虎口对应的就是尿道口。

这个虎口，合谷穴，又叫大叉穴，这个部位叉开来以后，尿道炎、前列腺炎，还有宫颈炎、宫颈糜烂、白带异常，通通减轻。

赤带、白带都要弄中极，如果中极配开合谷力，效果就更神奇。

平时我们要拉筋，可是没有拉筋凳这些东西，怎么办？我跟你讲，君子善假于物，你可以让一本书就成为拉筋凳，多厉害。就是说一本书就让你颈椎拉通开来，让你小便变得通畅，让你结石减轻，一本书拿在手上，这个手就让它叉开来，这样一下去才有力嘛，所以这就是拉筋。

这里拉筋10分钟以上，男的前列腺，女的会阴周围，就能感觉到发热发烫了。

不然，它怎么叫大叉穴？

所以老师不单是思虑得之最深，我还力行得之最切，我是力行过的，如果不是我力行的，我讲不到这个程度，拉完这边一放，啊，这手太灵活了，然后这边再拉，拉完以后你有什么感觉，起来以后这个腿就比平常要跨得大，你去感受。

你那种瞬间的感觉，就说起来以后这个腿呢，你自己去量，跟刚开始走的时候假如是60cm或者70cm，拉完以后怎么变成65cm，75cm，甚至达到80cm。

飞檐走壁怎么练成的？合谷叉。

因为你没学经络穴位，学了你就知道了，大叉穴通会阴，所以合谷就是排死胎的。

若有死胎，使劲掐合谷，可以落死胎。

你掐下去，这妇女子宫蠕动力就加强，现代研究针灸发现，合谷插下去，电一旦微刺激了，子宫就剧烈收缩了，这太冲一刺下去呢，微刺激的，这肝周围的胆它就开始动了，有规律有节奏地蠕动。

你看针灸是不是要用现代的研究去注疏古代的典籍，要用自身的修证去圆满这个歌赋。

所以你才知道，原来懂这些经络穴位好处这么多。

真是随时行坐随时用，到处人间到处求啊！

关于这个合谷呢，还有非常多精彩的地方，你们要自己去力行，自己去思虑，要去讲论，要去注疏。

那么你就不会拾前人牙慧，就不会仅仅满足于老师所讲，你的能力就会在注疏中得到提高。

好，下一句。

委中曲腘里，横纹脉中央。

委中在哪里？腘窝弯曲处，横纹中央。

人体有四大窝，凡是窝之处，就是聚邪之所。

所以我要注疏，看到一个窝我就要注四窝，我要见一而知四，触类旁通。

再深入一点呢，研发《黄帝内经》的四大窝精神。

第一个肘窝。

《黄帝内经》讲：心肺有邪，其气留于两肘。

就是有心脏病、心慌心悸的，你就要拍两边的肘窝，心肌缺血现象就会减轻。因为肘窝周围都是合穴，心、心包还有肺的合穴，阴经都是经过肘窝的。

人正常的三阳经是很通畅的，它在外面，阴经最难通，一压下来，这些地方都是容易堵塞的，所以我们反其道而行，压肘。

合掌包括压肘，就是开合谷，开大陵，大陵是十三鬼穴的心，所以，做恶梦的时候，使劲地往下拉合掌，等下恶梦就没了。不断地往下拉，立掌拉，三阴经通了，肘窝通了，腋窝也通了。

练鹅掌，拇指一定要扣紧，没扣紧的，你发的只是七成力、六成力，一扣紧，就像拇指在握固，你就可以发个十二成力。

老师为什么天天讲练鹅掌的重要性，我不讲，你还不知道，讲了你再练就不一样，有一股脱俗不凡之气。

我们拉这个肘窝，跟这个立掌，就对心脏病非常好。

凡是心脏病，心肌有梗塞的，他的手是伸不直的，他的阴经都堵塞了，阴经你一拉的时候，劳宫会源源不断地滚滚发热，心脏的瘀血就会燃烧掉出来了，喷出去了。

所以你会觉得这掌中有热浪，哇，好像玄幻小说一样，它会出来一寸两寸，已经有功夫了，你出到一尺那就很厉害了。

你可以明显感到这个人身体靠近他有一股热浪出来，练功夫练家子，身体百病不侵的，这个冷水泡他都没事的。

这怎么练呢？一个压肘，一个拉筋。

我们师父练功的时候，一入门，反正大家闲下来的时候，一定是摆这个动作，你不可以摆其他动作，喝水的时候，也是摆这个动作，就是闲下来的时候，也是这个动作，全部都是这个动作。

所以我们呢，一不小心这桌子轻轻一推，就可以倒到两三米以外去。

原来你会用力的时候，可以用到寸劲，又不伤身体，要经常压。

这些都是功夫堂里的不传之秘，但是我们现在可以用这个来强壮我们的脏腑。

内功跟外功的不同在哪？外功就是拼命地把手练得坚强了，将砖头跟这个木板粉碎，内功就是将力内敛以后呢，将体内的结石、骨刺、肌瘤、囊肿，通过力往里面做，将它在里面粉碎，像捣臼子一样。

就是说你已经进到我臼盒里来，我使劲一捣，里面黄豆都化为齑粉。

外功就是往外面像锤橄榄一样把它锤碎，内功就是往里面，所以鹅掌就是化包块之掌，就是不断地，你看那手，运力的时候呢，来回地运力，使劲，其实就是身体气机在旋转。

要记住，肘窝是调心肺的，哮喘、心慌心悸，就拍肘窝，还要拉肘窝。

你不能光拍不拉，不拉它肘窝还是闭的。

然后呢，腋窝。

肝有邪，其气留于两腋。

有些人肝气郁闷，生气以后，怎么这腋下胀胀的，拼命拍腋下就好了。

乳腺增生都是从腋下胀开始的，腋胀的，胁肋胀满。

胁肋乃肝经之分也。

拍打腋下对肝经非常好。

脾有邪，其气留于两髀。

就是说脾经的。脾主肌肉，所以身体长这些肌肉疙瘩，脂肪瘤，就拍两髀，就这两边的腹股沟，拼命地拍，就会慢慢地化掉。

我们看两边腹股沟，血海、箕门、冲门连，血海、冲门可以去痃癖包块的——“痃癖兮冲门血海强”啊！

肾有邪，其气留于两腘。

现在讲到了腘窝。腘窝是委中穴所在，为什么叫委中？痿弱的中点，上下的中间，你一踢他呢，他立马跪下去了。它位于环跳到涌泉的中点。

所以人呢，从头到脚的中间就是腰俞，所以叫以转枢来注俞，以枢治俞。

“腰背委中求”，这个腰肾酸重疼痛，多拍委中。

那有人就想了，腰背委中求，又说这后溪督脉通于颈，整条督脉就找后溪，我现在背痛，那麻烦了，究竟是后溪还是委中？

现在就开始考验你们的注疏功夫了，我们现在就要思虑它，怎么思虑？

督脉在哪里？在后背的中心。

委中是哪条经的？膀胱经。膀胱经在哪里？在督脉的两旁，旁开的。

你背痛是正中痛，还是两边痛？

正中痛。好，诊断结束——后溪。后溪督脉通于颈，就主正中。

两边痛，肩也是两边痛，不是正中的，正中没有问题，好，诊断完毕——腰背委中求。

两边也痛，中间也痛，那怎么办？后溪、委中一起上，这叫合穴治疑难。

所以委中如果配后溪，它就治强直性脊柱炎，你看脊柱强直到转动不了，像机器人一样，好，取后溪、委中，你要多去锻炼，要多去撞背。

委中曲腘里，横纹脉中央。

古医书上面讲，这个部位叫血郄，可以放血，就是说血毒从这里出。

皮肤病，血液不干净，最顽固的顽癣恶癣搞不定的，就在这里放血。

一般两三个疗程下来，那皮肤病完全干瘪掉了，皮肤就脱屑了，全部干干净净。

奇难恶病委中放血，因为万病到后面血液都脏了，都恶了，所以放点血，它就会平衡干净。像好多顽固长期失眠的，十天八天根本没法睡觉的，一放完血倒下去就睡着了，醒来后不知何处是他乡啊。

这委中放血太厉害了，所以它叫血郄，你要知道放血没有比这穴位更好的了。

上面太阳穴，中间曲池，下面委中，三大放血口。

上面有风热，太阳放一下血。

中间咽喉痛胸闷，曲池放一下血。

如果是全身的，那一定是委中。

像这方面已经是中医民间技术高手的，他不写这些书籍，因为牛皮癣这些恶疾患者呢，天天排着队在那里，大把的案例都好转了。

这叫什么？叫绝技。一招鲜，吃遍天。

所以你看腰背委中求，腰酸、腰痛、闪腰，用委中，你就是高射炮打蚊子，牛刀拿来切鸡，大材小用。

真正委中，那是病入骨髓才找它的。

你看老师怎么推论。腰背委中求，好，这句歌诀就可以治腰背痛，“久病及肾”，哦，久病要治肾，那腰为什么？肾之府，好，得出第三句推论，久病就及肾，腰就为肾之府，那久病是不是及到腰了？那腰背就哪里了？就委中求，那久病就哪里求啊？委中求，是不是转个圈啊！

久病委中求！

所以委中放血，特别是实证病情剧烈的，痛苦的，寒热错杂的，一放就轻松，一放就舒服。

还有白内障眼睛本来看不到，一放血呢，眼睛亮了，它的理论是什么？

我们讲穴位的时候讲过，眼睛有一个睛明穴，属于膀胱经，睛明不断地连到头上，然后不断往下面走，走到委中，走到至阴去了。

所以打赤脚，多用小趾头，或者教你小趾桩，把这小趾扣起来的时候，就是用小趾去受力，小脚趾一受力，膀胱经眼睛的压力就下来了，眼睛就一天一天亮，可以恢复你久违的视力。

眼睛有斑、有眼袋的，眼肿的，眼皮耷拉的，你小趾头多用力，哇，这脚趾好酸，不要紧，等下你眼睛就不酸了。

在《黄帝内经》里，这叫移精变气论，我可以将身体里的压力移走一些，别呆在我眼睛里，通过什么？通过经络，经络就是道路。

眼睛的酸麻胀痛呢，委中放完血后，就移走了，所以眼睛是明亮的。

久病及肾。

久病委中求。

这就不一样了，所以你们练深蹲，练这两手攀足固肾腰，那岂是简单的壮腰肾，那就是疗久病。

你看有些老年人走路弯腰，手甩不开，你就知道了，心脏板结，肾衰了，他很想走快，心很快，但是腰腿跟不上，腰痛不能举，举不起来。

所以不能昂首挺胸的，取委中。有时间常回家看看，干什么？帮父母拍下委中。

所以，老师要设计这个健康刑具，就是用一些木块疙瘩，锋锐的地方放到你的委中上面，然后你把脚放下去按压，我们现在要把赤脚转为赤委中，将委中暴露出来，一刺激，腰立马就正起来了。

练过功夫的人都知道，只要打赤脚，就很容易练成轻身功夫，为什么？一刺下去，你自动就想跳起来了。

所以，那些老人老是耷拉下去，被重力所束缚的，设计一些委中按摩神器就在委中那里按摩，设计一些委中按摩神器。

然后这个脚呢，再用一个沙袋压下去，哇，他的腰立马就挺拔起来了，叫自动正腰，半个小时再放开来，走路怎么这么舒服，那种压迫感就没掉了。

这就是健身神器，只要有人有这个器具，你要治疗这个病痛，就非常干脆爽快。

腰痛不能举，委中就能举。这个中土肌肉痿弱的就要找它。

委中是一个人胆气的关键。

容易受惊吓的，不能举，找委中；阳痿不能举，也是委中；这人没有胆量不能举，也是委中。

有些孩子呢，晚上翻来覆去，受惊吓，也是委中，他正气一往上举，就不怕了。

你就知道了这个深蹲的好处。

沉沉引脊梁。

这个腰呢，非常沉，如在水中，回家让家人帮你搓委中，腰很快就放松了。如果用肾着汤配委中穴，那就不得了了。

酸痛筋莫展，风痹复无常。

膝为筋之府，膝盖酸痛，针刺阳陵泉、阴陵泉，那个病就一下子躲到后面去了，再针刺委中，一窝端，就把它剿灭了。所以治疗膝盖痛，前面、左右两边，还有后面，三路夹击，这个膝盖的痛，你不要以为阳陵泉就可以包治，取阳陵泉，这边膝盖痛好了，剩下的还没有好，还有阴陵泉，阴陵泉下去了，后面还没好，找委中。它们三个是连成一片的，它们三个都是合穴，大力气穴，让膝盖非常有力。

可以抗膝盖老化、退行性病变，上下楼梯抬不动膝的，就是这委中。

风痹复无常。

痹症有三种，一种是风痹，走来走去的，颈肩腰背，一会儿这里痛，一会儿又那里痛，善行而数变叫风痹。

第二种是血痹，就是血瘀而痹，痛在一处，固定不移的——血痹。

第三种是湿痹，又叫浊痹，就是说你这痛困重困重的，既不是走来走去的，也不是痛在一处的，是整个酸沉的，好像人泡在水里，这是着痹、湿痹。

风痹一般要治肝经；痛痹呢，诸痛痒疮，皆属于心，一般要通它的心经、肾经，湿痹呢，要治脾经；但这个风痹复无常，就取膀胱经，为什么？因为膀胱经的委中穴是血郄，治风先治血，血行风自灭，所以委中穴相当于独活寄生汤。

老师碰到一例膝盖冷痛麻的患者，3年都没有治好。我说，太简单了，委中穴天天拍，左右各500下，再加上独活寄生丸，结果一个月就全好了。

独活寄生丸真的那么神吗？它神在三成，拍膝盖骨，拍委中占了七成。

膝头难伸屈，针入即安康。

膝头就是膝盖。独活寄生汤方歌中讲，风湿顽痹曲能伸！

这风湿顽痹，手都废了，动不了了，像中风一样，独活寄生丸吃下去，再拍委中，打热它，就可以慢慢伸展开来。

小贴士

委　中

【**定位**】承山上八寸，在腘窝横纹中央，于股二头肌腱与半腱的中央，俯卧取穴。

【**功能**】凉血泻热，疏筋活络。

【**主治**】腰背膝痛，腘筋拘挛，下肢痿痹，半身不遂，腹痛，吐泻，丹毒，疔疮。

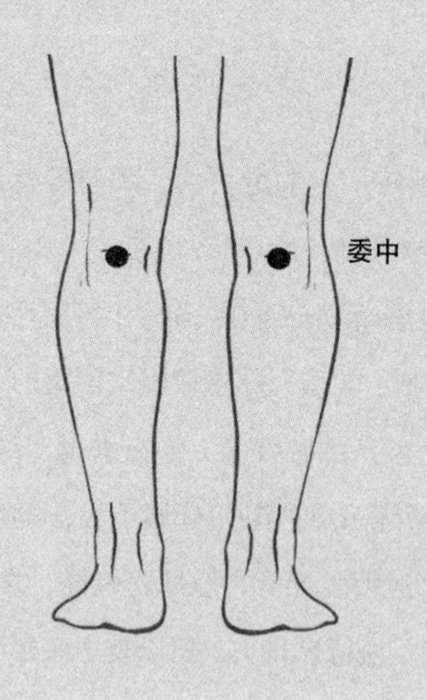

第6讲　承　山

4月22日　经富刘屋桥

轻松学歌赋《天星十二穴》第6讲，十二个穴，一下子就过半了。

才觉池塘春草绿，阶前梧叶已秋声啊！

岁月催人老，所以读书要趁年少。学不厌早，早点觉悟到学习的重要性，早点找到学习的方法、方向，这是人生第一大重要的事情。

华为老总任正非说过一句话，年轻人应该把学习看得比买房买车更重要，重要很多很多。

应该以奋斗为人生主基调。

学可以治愚，启智由学，要开启你的智慧，必须经由学习这条路，没有其他路可走。

那学习方法是什么？我们现阶段的学习有三法。

第一，记诵，不断地记诵抄写。

第二，注疏，不是著书立说，但也相当于著书，就是说你学了《天星十二穴》，接下来要学的《玉龙赋》，每一句条文，你都去注它。

老师发现，我们这个《针灸经络腧穴歌诀白话解》，很薄的一本书，里面有数十首漂亮的歌赋或者口诀，很畅销，但只是浅表的翻译，没有深入的注疏，还没有开微秘。

像诵《金刚经》的时候，我们会读武则天女皇写的《开经偈》，还会读《请经偈》。

云何得长寿，金刚不坏身。

复以何因缘，得大坚固力。

愿佛开微秘，广为众生说。

什么叫微秘？微是微言大义，短短的一两个名称跟穴名，穴名释义；秘呢？就是少为人知的叫秘，所以叫秘密。

我们注疏，要将大众知道的注出来，鲜为人知的也注出来。

那么你只要拿到我的《针灸经络腧穴歌诀注疏》，建立在白话解上，你的学习就会羽翼丰满。

这注疏是第二关。

第三是什么？讲论。讲论就是将营养输送到外面。

学习通过这三关以后，就可以通经致用，可以学以致用了。

老师一直都在透露这学习的方法，就是像研究论文一样研究每一味药，每一个方子，每一个穴道穴位，每一句条文。

因为我始终秉承这句话：

悟透半句多，习来千句少。

你一个人背千卷书都没有信心，悟透一两句，自信就来了。

一个擅长注疏的人，他既将道理讲给你，也讲背后为什么为你解惑的原因，你就可以触类旁通，闻一知十。

像老师昨天讲到，赤蕨苗，客家叫赤结苗，就是蕨菜，它是赤色的，黏的，捣烂了可以治疗疮痈。

草木中空善治风，对生对叶能医红。

叶边有刺皆消肿，叶中有浆拔毒功。

为什么赤蕨苗能治疮痈肿毒，因为它性是微凉的，凉能降火，它汁是黏的，捶出来黏黏的，包括马齿苋，黏能拔毒，能治痔疮，都有拔毒之功。

你看，老师讲一个药物赤蕨苗，不单知道它治疮痈厉害，还知道医理，叶边有刺皆消肿，叶中有浆拔毒功啊！

所以老师经常讲一句歌赋，你们的中医基础理论就全通了。老师讲轻松学歌赋，目的就是让众学子听了过后，轻轻松松走向成功，愉愉快快获得古籍歌赋的大利益。

比如，这个歌赋《玉龙赋》你们背前面了，它有什么好处？就这两句话："饱满之气逆，三里可胜，要起六脉之沉匿，复溜称神"，你就神了。怎么神？

这饱满之气逆什么？肚腹肚肠，六腑饱满，这是什么证？实证，壅塞。

哪种脉象是壅塞的？弦脉，洪脉，数脉，大脉，气是往上逆的。人处于生气膨隆状态，烦躁，闷死了，饱满之气逆，吃撑了，气饱了，就取足三里。

要起六脉之沉匿，复溜称神，这句话教我们切脉用穴。

复溜在肾经上，它可以恢复脉象像河流一样流动，它相当于复脉汤。所以脉象瘪下去，沉匿下去，像冬天一样藏起来的，脉涩滞难通的，取复溜。

脉涩的，如轻刀刮竹，脉小的，脉沉的，脉微的，找复溜，可以恢复非常快速、像音符一样跳跃高兴的流动之象。

三里就主脉有力，复溜就主脉无力。

所以有力无力辨虚实，三里可以通六腑之实堵，复溜能够补五脏之虚馁。

你懂这句话，你就很厉害了，就升华了。

比如随便来一个人，问，曾老师，我鼻炎怎么办？

好，先切脉。脉怎么这么沉？你这鼻炎是不是有两三年了？

啊，对啊，我没讲你怎么知道？

久病脉多沉嘛！病久了脉沉下去了，精气神不够了，一定要让它起来，要补足。

复溜可以补气，它是少阴肾里开始补的，所以艾灸复溜，拍打复溜，复溜拉筋。这脉就变大，随之鼻孔就变大了，鼻炎自动就减轻了。

另一个人过来，也是鼻塞，打呼噜重。然后一切脉，脉洪大有力。

你这个痰多，晚上打呼噜，痰还是黄的，稠的，脉滑数有力，往上冲，饱满之气逆嘛，经常暴饮暴食，饮食不节，还喝酒，酒渣鼻。

啊，对对对，全都对。

怎么办？拍打足三里，要调饱满之气逆，三里可胜，三里就可以胜任这个职位。

你看多厉害，治一个鼻炎，在老师看来，足三里跟复溜就足够了，实则足三里通之，虚则复溜补之。

又一个人过来，人没劲，脉沉取无力，但是气又往上逆，经常咳嗽，流鼻涕，浊阴上泛。

既有饱满气逆，又有六脉无力，那就复溜用补法，足三里用泻法，足三里刮痧拔罐，复溜艾灸，补虚泻实。

你看，一句口诀学会了，真如老师所讲：

智者学一句，便晓无量义。
愚者读千句，不懂其中理啊！

愚昧的人呢，《百症赋》全部背会了，没听老师讲论的，心中还是没底气跟自信，你只要听完老师这个讲论，自己再去作注疏，我再给你催化一下，提拔一下，那种豁然开朗，山重水复疑无路，柳暗花明又一村的感觉就出来了。

在老师这里呢，你学到的是中医自信，中华自信，歌赋自信，人生自信，事业自信，学习自信。

你按部就班去做了，自信就来了。

穴位居然可以调脉，看到没有，这句话就是《玉龙赋》上面的精彩绚丽之笔。

所以老师喜欢加赋眼，歌赋的眼睛，这句话算一个。

像我们背《百症赋》的时候：

且如两臂顽麻，少海就傍于三里。

半身不遂，阳陵远达于曲池。

这个是《百症赋》的一个赋眼。

但是一首赋常常有好几个赋眼，就是能够传唱的，最精彩的。

还有《天星十二穴》，它的十二穴都很厉害，它的赋眼在哪里？

排第一的——三里。

能通心腹胀，善治委中寒。

你看，心腹胀满，从内脏的心，到肚腹的六腑，它都可以治，足三里太神通广大了。

再一个——曲池：

挽弓开不得，筋缓莫梳头。

挽弓开不得，就是说关节痛，手不能提，肩不能挑；筋缓莫梳头，就是说梳头都觉得好困难——曲池。

然后再看这阳陵泉的赋眼，就更精彩了。

举足不能起，坐卧似衰翁。

这个可以做千古绝唱的，这就是歌赋中的千古绝句。

举足不能起，就是坐下去很难起来，上下楼梯呢，觉得好辛苦，人家是三步并作两步走，你是两步当作三步走；坐下去像衰退的老翁，像小老头，年轻人像小老头——阳陵泉。

你说我实在太懒了，背不下来，你就背赋眼，专研究赋眼。你将来不一定要做针灸医生，不一定要做专业医生，那你就研究赋眼，你就注疏你最喜欢的那句话。

可能最喜欢的那句话就是你的赋眼，每个人眼中赋眼是不一样的。有人说鼻炎，我拍通天鼻炎好了。

好，通天去鼻内无闻之苦，复溜祛舌干口燥之悲，为什么复溜可以去舌干口燥之悲？因为它可以起六脉之沉匿。

你看六脉陷下去的时候，人肯定津液不足，口干舌燥，眼中干涩，面色无华，爪甲枯槁，绝对的。所以六脉瘪下去，像什么？像我们刘屋桥一放水，家里抽水肯定很难抽。

为什么呢？水放下去了，水位下降了，我们农田里打水，肯定变得困难了。

所以口干舌燥，因为河流就是我们大自然的脉，叫河脉，所以脉已经下沉了，水位已经下沉了，那你肯定口干舌燥。

欲调饱满之气逆，三里可胜，要起六脉之沉匿，复溜称神。

就是说复溜可以让人体的“河流”重新涨潮，一涨潮以后呢，潮水从肾里头一涨，涨到肝，眼睛就滋润了。

涨到脾呢，嘴唇就滋润了，涨到肺，鼻子就滋润了。鼻干症就没了，所以秋天鼻干症，就弄复溜跟这个太渊，鼻子立马润了。

然后再涨呢，涨到这心，涨到心的时候呢，舌头就不干燥了，所以糖尿病消渴，咽干口燥，只需要弄复溜，复溜祛口舌干燥，舌干口燥之悲。

通天去鼻内无闻之苦，你只要掌握这一两句，我喜欢这两句，因为我的糖尿病就靠这两句搞过来的，我的鼻炎也靠这两句搞好的。

所以你接下来干什么？你就是复溜王，复溜论主，你就是通天论主，你就专搞通天。

七十二艺天天练，春夏秋冬不偷闲。
一日练它数百遍，持恒定然成圣贤。

持之以恒，你就能成圣贤。

所以我今天要讲的，赋与赋的奇经八脉我都把它打通了。

我居然引这个你们还没学到的《玉龙赋》来反注这个《百症赋》，为什么复溜可以祛口舌干燥？口干舌燥之悲，这个悲伤复溜为什么可以治？因为它起六脉之沉匿。

为什么足三里可以去心腹胀？因为欲调饱满之气逆，三里可胜，所以我可以用它反注什么？反注三里能通心腹胀，善治胃中寒。它能通心腹胀，为什么？它调饱满之气逆，气逆了就胀，气机在打架，它就是木香、郁金，它就是通肠六药，它就是大承气汤。如果足三里碰上承山，山大的压力在肠腑里头呢，它一直积了三里长，所以最长的是肠，只要带三里、五里的，都是调肠胃的，因为整条肠消化道，就是三里、五里。

所以三里长在承山，肠子里承受着山大的压力，三里、承山，就能荡涤六腑，推陈出新，就是大黄，就是大承气汤，小承气汤，调胃承气汤，桃核承气汤。

亢为害，承乃制，亢盛就是很有害的，像气逆，气郁，一顺承就制下去。所以肠腑里头有湿气，有堵塞的，一掐承山就受不了，把这里筋的集结拨通了，湿气就下去了。

学歌赋你们已经背到了，抄到了，注疏也到了，最后讲论也到了，唯独还缺一样，内证要证到，才外用，内圣才外王，所以前面三到只是基础，后面内证到，然后再外王到，通经致用，学以致用。

老师今天讲哪个穴，我希望你们今天就按哪个穴，互相按或想办法自己按，一个练你的持久渗透，跟这个均匀温柔力。第二呢，在睡前放下所有，体悟这个穴道，起码得10分钟。

就是必须要实证。没有实证，读的书，如数他人宝，自无半分毫；就是背诵呢，就像说食不饱，给你讲了天上的美味，可是没带你去尝。

好，我基本上已经将注疏的精华给你们讲了，就是说赋与赋之间相互串，名穴注名穴，名论注名论，名赋注名赋，然后还可以用经来点拨这个赋，还可以注医理，你可以从五行来注，可以阴阳注，气血津液注，精气神三宝注，还有这个戒定慧注，仁智勇注，各种注法都有。

所以最后你们都有一门自己的绝技，跟老师学的你们既是专家，也是通家。

所以老师呢，只要教你这种方法，用于哪方面你都会成功。

你现在要跟老师学的是法，古代叫修学四舍必要：法财侣地，如果逼不得已舍去一样，你就要舍去地，因为以前可以参访的，不执着于地。如果再逼不得已，再舍要舍什么？舍去这个侣，就是说独修照样可以成就，不一定要两个人的，我跟你讲。

靠刻苦勤学的董仲舒，管宁，管宁割席，他照样成就，三年不窥园也成就。

我们的广东大儒陈白沙，哎呀，考试不愉快，然后自己筑春阳台，楼都不下来，天天在那里读书，然后再一出山呢，就是状元。

印光大师在上海讲法的时候，怎么边讲人家边走，有些不生恭敬，这不是我法缘，一笑，掩进灵岩山寺，掩关了，数十年后一出来就是祖师，写的文章，就是大家传送的对象。《一函便复》这些书信集就是人家路上的指明灯。

逼不得已时呢，不要执着一定要跟谁在一起，但是你自己一定要很行，独修。

再逼不得已再舍呢，舍去财，你只要有方法了，不怕没钱财。

四舍备要，最后只剩下以法为导。

老师教你的背诵抄写，注疏，以及讲论，再加上晚上自己的实践实修，以及最后的广用外用，这就是法，学修的法。

这讲论、思虑跟力行，就是法。

所以老师讲经说法，说这个方法讲解经纶，然后用注经的方法，注疏的方法，去打通经络的奇经八脉，开采经络的矿藏宝贝，必须用法的。

得法朝朝乐，失法处处忧。得诀时时喜，失诀处处愁啊。

读书是一件很愉快的事情，关键在于得法，得诀归来好读书啊。

刚才讲做学问的三大要诀，这个就是诀，老师讲的三统一也是要诀，就是要让你现阶段的背诵抄写，注解疏证跟注疏，再配合听讲论三统一。

我希望你做上等弟子，这是老师小学就知道的，要先去预习，预习完以后，再熟读，老师再讲呢，就听得太轻松了。

你如果没做预习工作，又没先去熟读，结果听得蒙蒙如坠烟雾，手忙脚乱。

然后呢，你行有余力过后，你才可以回过前面去注《读书论》《通关文》《诫子书》《学修规矩二十条》《大医精诚》......

我们可以一个系列一个系列去注，包括《素书》。

现阶段最重最急的就是接下来要讲什么，先把这个作为注疏。

我希望接下来老师的《天星十二穴》一讲完，你《天星十二穴》的注疏也完成了。

我们要活在当下，当下讲什么就专论什么。

一旦过到了《玉龙赋》，那么赶紧把《天星十二穴》丢一边，集中精力弄《玉龙赋》，无论注疏、背诵都是《玉龙赋》，天天都是《玉龙赋》，从早到晚都是《玉龙赋》。

养成了这种风格以后呢，定力和慧根都在日日长，这种进速是不可思议的。

我们就这样做，可以为后学者树立很大的榜样，很强大的学习方式，最后我跟你讲，老师的注疏跟讲论，你们要注意一下，包括背诵跟抄写，都会成为大学校园学子们争相模仿、津津乐道的对象，哪个人不想成名，哪个人不想基础厚。

根基不牢，地动山摇。

如果你根基不牢，就会地动山摇，根基在哪里建立？记诵抄写，注疏，再加讲论，这就是学问根基。

不是说四大经典，也不是说十三经，也不是说儒释道，我跟你讲，有多少人读了儒释道，读前是这样子，读后还是这样子，等于没读。

有多少人读了《黄帝内经》，读前是这样子，读后还是不懂养生四要，还不如老师十二个字的“保身四要”。

为什么呢？读什么书不是最重要的，关键是你用什么方法去读书，你相不相信我就读《弟子规》，我讲的会比你讲《论语》还精彩，为什么呢？因为我的方法很厉害，就像厉害的人，拿一张板凳居然能把对方的刀枪棍棒打倒。

这是有功底。功底厚呢，我可以六经来注这个《弟子规》。

所以老师其实要传你们的是一座金矿，而不是送你们一锭金子，送你们一锭金子你们很快就花完了，传你们一座金矿呢，反正你们经常都有得挖，还可以去帮大量的人。

所以现阶段你们听报告，觉得精彩之处，就写下来，然后传给注疏堂，注疏堂再总结，最后每个穴位大概都会注疏一页 A4 纸，假如一百个穴位，一百句条文，就一百页 A4 纸，那么老师讲完了这本歌赋的讲论，白话讲出来了，歌赋的注疏也出来了。

你想要做专业的学术研究，要知道老师讲的出自哪里，你从注疏中就可以看出来。

所以后面你还要附上出处，这个出自《针灸甲乙经》，足三里可以治疗掉肉，内庭可以治疗胃火牙痛，承山可以治疗抽筋，这是出自于《针灸大成》，读者看得这么精彩，就会去看《针灸甲乙经》，去看《针灸大成》。

所以注疏的工作是非常神圣的，它是可以打通古籍与古籍之间的链接，起到万物互联，古籍相通的作用。

好，今天解决了这个轻重缓急的事情了，开始讲《天星十二穴》第六穴。

承山名鱼腹，腨肠分肉间。

什么叫腨？小腿肚里面的这块肌肉就叫腨。

金刚腿练的就是这个腨肉，就是腓肠肌，就是承山。金鸡独立抬起来也是压承山的。

承山跟三阴交就在小腿肚子上，管抽筋的，抽筋了赶紧做一个压腿的动作，承山穴压通了，气血就松通过去了。

老师看到这点呢，找到了一个补钙的动作，只需要每天晚上做10分钟，就不会抽筋了。就是摆一个球场上救抽筋的动作：把脚尖放在上一级台阶上，身体往前倾，压下去，这叫压承山，承山打通了就不会抽筋，鱼腹就很畅顺。

这招也可以治血糖高、血稠，尿酸高跟痛风，还有虾蟹过敏，因为无论是哪种现代的“三高”病，都是因为肠胃消化不了，灭不了火了。

肠胃灭火能力减退了，要多站踽趾桩，站承山桩，就练一个前倾的动作，一天比一天往前倾，练到不能再往前了，前倾的幅度越大越稳，好像树有根一样，腿脚有劲，可以将分肉之间的这些邪气都踹出体外，所以“三高”跟消化不良、腹痛、腹泻的这些问题都会得到消解。

善治腰疼痛

为何承山治腰疼痛？不是说委中吗？我跟你讲，委中治腰疼痛，偏重于腰部这些瘀血堵塞，承山治的腰疼痛偏重于湿气。

腰疼痛刺痛，委中放血，一放就好。

而腰重痛，着痹，如带五千钱，好像承受山一样重，那你就要弄这个承山，通过治湿而达到疗愈腰痛的效果。

因为它是鱼腹，腹跟腰怎么？相链接。

我们治大腹便便的腰痛，经常只给他通肠胃，四君子汤加上焦三仙，再加肾着汤，只是健脾胃通肠，哪有治腰痛的药？没有，全部是除肠胃湿的，肠胃肚子一旦小下去，腰痛就轻松了。

承山穴在人体的下面，又在后面。人在睡觉的时候，无论仰着还是侧着睡湿气都是往小腿方面沉的，小腿容易留湿，所以我们总结，承山它是治湿要穴。

那么各种湿的病，我都可以治。

酸痛麻，痛是有瘀血，麻是气虚，酸是湿气重，所以只要身体有某个部位酸，就按摩承山，痛就委中放血，麻呢，就足三里补气补脾胃，气足就不麻。

所以承山善治湿性的腰痛。

痔疾大便难。

痔疾是什么？痔疮。小腿使劲地一用力，承山那上面就是两片肉，此处对应的是肛门、肛肠。人体肛门承受着山一样的力量，痔疮、肛周炎、肛瘘、便秘、出血，痔疾大便难，针刺承山，即可以松解肛肠的压力。

所以久坐人群最应该每天按摩承山 10 分钟，为什么呢？可以使肛周松解开来，肛门就不会那么痛苦。

很多人得了直肠炎症，肛周问题，痔疮，甚至直肠癌，就是因为在单位里老是开会，开得大便秘结，开得肛周疼痛，开得肚腹不通，开得心烦气躁，所以这叫开会综合征。

我告诉你，开会的时候，身体轻轻地往前倾，轻轻地把身体撑起来，像举重机一样，让力量都泻到承山上面去，每 10 分钟，你就蹲个 1 分钟，然后再放松回去，肛周就没问题了。

所以说习惯性便秘，不论男女老少，不管寒热虚实，你就蹲下去，练蹲功，这是降浊力量非常大的动作。

一下蹲，你屁股并没有坐在地上，肛周的压力全都转向承山，承山穴道一开，山大的压力就疏散掉了。

痔疾大便难，这给我们很大启发，下蹲就是练承山力。

国外有研究居然得出一个结论，说，要用中国蹲厕，少用马桶。多用蹲厕以后呢，按照生理结构跟骨节的构造，肛门周围就不会多堵塞，排泄会更干净痛快。

老师就想到，哦，理论依据就在这里，你蹲下去就开承山，开承山就治这个痔疾大便难。

脚气并膝肿，辗转战疼酸。

脚气并膝肿，鹤膝风，膝盖肿得像鹤膝一样，脚气，腿脚肿胀，我们学到这个《玉龙赋》的时候，就知道“脚气连延，里绝三交”。

绝骨、足三里，专门治脚气，然后配上这个承山。

辗转这两个字呢，你们要悟得够透。病人筋骨酸疼，要承受山大的压力，所以辗转，战酸疼，睡觉肯定辗转反侧，焦虑症嘛，找承山。

老师不可能把我的手天天借给他，那我就只能设计一种运动锻炼方法，就是迈克尔杰克逊的前倾练习。

但是不要站在地板上，要站在哪里？站在门槛处，用隐白、厉兑，就是大脚趾跟二脚趾靠在门槛的上沿，脚跟靠在下沿，摆成 45° 角，身体再往前一压，这种拉筋方式无人可及，只要 5 ～ 10 分钟，小腿就酸麻胀痛，像挑了一百斤担一样。每天练习，你突然间发现走路越来越轻快了，即拜功夫所赐。

所以辗转反侧这种类型的人，你一切他承山这里的脉，他这个部位肯定有结节，你就用一阳指，点他的承山。

我跟你讲，点穴有个秘诀，这是我们知足堂的二任堂主总结出来的，就是要懂得用整劲，膝盖往前，用血海之气去助肘部曲池，点按承山，患者可以感觉肚子像甩衣服一样甩得滚烫，即使大便堵塞得像羊屎一样，都能让患得肚腹开通。

所以承山一下去，小力人要懂得运用整劲。

假如我要点他的劳宫治口臭，就要借助血海力，你看我是手在用力，其实我是以手为工具，暗中借助我的腿力。

所以你们练金鸡独立，练马步，到时候，一上手就是高手。

霍乱及转筋，穴中刺便安。

穴中（zhòng），就是说一旦刺中这个穴，它就会安下来。

这句话讲得很厉害，霍乱及转筋——承山诊法。前面讲过合谷诊法，讲过井穴的诊法，合谷可以看一个人的肠胃消化功能，井穴指腹诊法，可以看一个人的气饱不饱，那承山诊法呢，看一个人消化好不好。

看到小腿后面有青筋的，说明肚子受凉了，女的痛经，男的前列腺有问题，尿频，夜尿多。轻轻一碰承山穴，就嗷嗷叫的，说明你肠胃压力太大了，堵得厉害，有阻结，应该多拍拍承山，释放压力，因为这是一个解压穴。承山名解压，太冲名解气。有压力，但是他不生气，那就按承山穴；有压力，还很生气，像李逵，像张飞，火气太大了，那就太冲，别太冲动。

霍乱是什么？所有邪气聚在承山这里，挥霍缭乱，上吐下泻，这个部位刺下去就散了。

有人说，我找不到针，那就用指针，最管用了。这个承山穴是最适合用指按的，一按下去，你把那条打结的筋揉碎，揉散，肚肠就开了，云开雾散。

龙尾有一位张医生，他最善承山诊法。无论是在外面出差，公交车上，还是火车上，还是工厂里头，一旦有人肚子痛，吃错东西了，翻来覆去，他一过来，承山一掐，两下呢，太阳穴就出汗了，这腿虽然很痛，肚子却没事了。

迅速止这个肚子痛，承山名鱼腹嘛，霍乱及转筋，霍乱跟着转筋，痛得咬牙切齿，辗转反侧，筋打结，就承山，是治疗急腹痛的要穴，急性消化系统不良。

还有人一吃完饭就拉肚子，不要紧，你吃饭前先按承山，吃完后再轻按，去揉它，那这些消化不良现象，清升浊降就会恢复一气周流，清不升，浊不降的现象就消失，就在承山这里。

所以这是承山诊法，是张医生传给我们的。

小贴士

承　山

【定位】在腓肠肌肌腹下，伸小腿时，当腓肠肌下出现人字纹处。

【功能】舒筋骨，理肛疾。

【主治】腰背痛，腿痛转筋，痔疾，便秘，脚气。

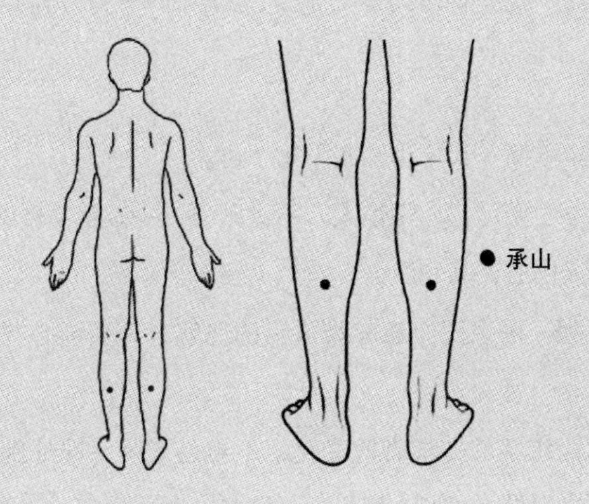

第7讲 太　冲

4月23日　五经富刘屋桥

今天是轻松学歌赋《天星十二穴》第7讲。

学东西呢，不学则已，一学惊人，不做则已，一做就要做绝。

古语言，两人同心，其利断金。

那医患同心呢，医患同心没有难攻克的恶病；师生同心呢，就可以将讲学注疏做得最行。

所以今天我们讲学的方式有所变化，不再是老师一味地别出心裁，自出机杼，而是结合你们提前预习，搜集文献资料，做这个超前工作。

比如说，今天要讲太冲穴，你们前面已经将太冲穴的历代精彩报告、文献记载、出色案例，一一汇编。这样有什么好处？三大好处。

第一，你还没听老师讲，靠自己注疏的时候就已经提高水平了，提高了自学能力。

少灌输，多自学，这是陈白沙江门书院，春阳台教学子弟的准则，就是说增强了你的自学能力，自我挖金的能力，不再是老师一句一句地灌输给予，而是你通过搜寻资料，开始能给予大众了。

第二，这些精彩的资料会伴随着老师讲学的过程，老师的讲论《天星十二穴》白话讲出来的时候，你们《天星十二穴》的注疏也出来了，等于我们一出来就师生双剑合璧，两本书。

到时如果你要看精彩的发挥，你就看老师的白话讲记；你要看专业的论述，古籍古人怎么看，现代报告有什么，你就看注疏。注疏更全面，白话讲记更浅显；注疏更深入，白话讲记更通俗。所以我们是真俗二谛同修。

老师为何会启动这“师讲论，徒注疏”的计划呢？

因为我曾在佛门图书馆里待过一段时间，中山大学的大佛寺，中山大学图书馆分馆，我看过里面的讲经师父是怎么做功课的。

他们第二天要讲经，那前面几天一定是待在图书馆里头，古代叫藏经阁，里面有丰富的佛门典籍。

“经”通金子的“金”，智慧如金，就是藏有很多智慧。

人遗子，金满籝，我教子，惟一经。

勤有功，戏无益，戒之哉，宜勉励。

人家留给儿子满箩筐的金子，我留给儿子一部经书，所以老师一直想要做《三字经》的注疏，我注的跟任何人都不一样。

我们要把这个深入功夫做足，还要把浅出的功夫做够：深入功夫做足，会让专业人士佩服你；浅出功夫做够呢，会让老百姓喜欢你，所以要皆大欢喜。

要做皆大欢喜的事，除了每天背诵抄写之余，还要做两件事：一件事学讲论，另一件事呢，做注疏。

没有注疏，你深入不了。

没有讲论，你普及不开。

注疏跟讲论就是真俗二谛。

所以你光通俗，不深入，别人会认为你太俗气；光深入，你不通俗，别人会认为你这个学问太高了，够不着。

现在老师就找到一条路子了，很适合师生同创业，大家共辉煌，这是第二大好处。

第三大好处是什么？

前面你做了功课，提前注疏，你听课就容易懂，叫积功、立功；然后你做了注疏，最后跟老师的讲论白话讲一同出书，这叫立言。

立言不一定是自己造车的，立言的话，总结古圣先贤的东西，述而不作，也是利人。

第三大好处呢，立德。

什么叫德？同心同德。

不为己身谋安乐，但愿众生得离苦。

这是德。

你看德字，两个人同行，十目一心，就是说，无论多少双人，多少个眼睛，都团结一心，就是说注疏工程，可以让心往一处发，力往一处使，这就是建德。大家好，才是真的好。

最后呢，我跟你讲，我们的事业，我们的学业，我们的家庭，我们的信心，我们的人生，都可以在注疏讲论里建立自信，在记忆与抄写里打下基础。

注疏要三圆满。

第一，要有择法眼圆满。

什么叫择法眼？选择这个古籍，你看山高海深，汗牛充栋，你要选择最当机最契合的歌赋，契合当今时代的，不可以眉毛胡子一把抓，所以这个择法眼非常重要。

我们看，假如我要注疏《天星十二穴》这首太冲穴的歌诀。

太冲足大趾，节后二寸中。

怎么注？画图，画一只脚就行了，然后把太冲位置标一下，在足大趾节后二寸中，在大趾二趾之间的那条沟里，我们就知道了。

就是说图最能够形象显示，叫图文并茂，所以注疏的时候，要找穴位的图，做成知识的小贴士。

动脉知生死，能医惊痫风。

人脚上有三个脉，一个是候寿命长短的太溪脉，太溪脉有力的话，虽大病也能渐渐向愈，太溪脉摸不到呢，一般都会梦恶鬼恐惧，心慌胆颤，忐忑不安。

这个脉气不够，后劲不足，所以老年比较孤苦。

有一本《太素脉诀》，里面有专门的口诀，可以凭把脉来相命的，看一个人是孤苦相，还是富贵相，或者僧道相，晚年是越来越好，还是越来越差，全部通过寸关尺可以知晓。

到时候我们也可以注疏这本《太素脉诀》。

另一个是冲阳脉，候胃气的，冲阳脉有劲的话，这个病比较好治，因为有胃气则生，没胃气则死。

还有一个足厥阴肝经的什么脉？太冲脉。

太冲这里脉象足的话，小孩子他就会跑，动力非常强，修复功能很强，因为太冲脉属肝经，肝主什么？主生发。

有这股冲气，身体很快就调和，打打骂骂，第二天就不记得了，而且不会记仇。

当你发现容易记仇的时候，说明你的生机已经退化了，在老师看来，是你推陈生新能力减退了，推陈生新就看肝，肝主木啊。

所以动脉知生死，就是说太冲这个穴位，一戳下去，如果这里暖洋洋，很柔缓，很热烫，恭喜你，糖尿病足跟你没关系，痛风也很难上你身，你寿命还长着呢；一摸下去，凉凉的，冰冰的，你没有劲的，死气沉沉，很难有活力，有也是一时热情，做事也是三分钟热情。

太冲脉如果凉了，做事情都是一时冲动，三分钟热情，没有强大后劲。

所以马丹阳，号称“赤脚大仙”，人家是一生体证，经历过这个道门的刻苦行脚修行，至死都打赤脚，他充分体验到两条腿滚烫对身体的好处。

我们身证了打赤脚，再来读这脚部的穴位就非常好懂。

能医惊痫风。

古代把这受惊、癫痫看作是风，风动了，风痰。

有些人容易被吓到，为什么？因为肝胆气不壮。这个太冲是主大胆的，可以防惊吓，防恐惧。这个受不得惊，受不得吓，就要找太冲穴来下针。

惊恐，惊弓之鸟，胆小，怕事，抵抗力下降，不勇敢，这些都是太冲的适应证。

太冲有点像火箭升空，这个穴位是往上走的，所以夜梦堕落掉到坑里头，遭人屈辱，也要寻太冲。

癫痫，痫是什么？木困在门里面，困缚住了，一抽动，气冲上颅脑，马上脑充血，气血并走于上，所以要记住，太冲，疏泄于脚下，可以把这团气给疏泄走。

这是上病下取的一个要穴。

咽喉并心胀。

我说，咽喉痛有三种，第一种是脾胃经的，叫食物之火，就是说吃了煎炸烧烤，水喝少了，食物之火消不了。

第二种是情志之火，气得咬牙切齿，忿怒，一忿怒，脸就红，眼睛就干涩就开始胀，咽喉音声就开始沙哑。

第三种是熬夜之火，熬夜以后呢，皮肤开始出现皱纹，开始干瘪，开始消渴，开始饮水不解渴，很容易上火。

所以你们治火不要一味用寒凉泄热，要懂得这三种火。

第一种，吃煎炸烧烤，食物之火，可以泡两片大黄水，疏通六腑就好了。

第二种，情志郁怒之火，那就要疏肝解郁，弄点擂茶、薄荷茶、苏叶茶，宽胸解郁，疏肝调气，或者弄弄太冲穴。

第三种，熬夜之火，那就要吃点增液汤、六味地黄丸、知柏地黄丸，然后早点睡觉，或者弄弄太溪，固固肾水。

所以我们就有三里去食物之火，太冲疗情志之火，太溪祛熬夜之火，这个就是注疏。

所以一个咽喉痛，不要说曾老师说咽喉痛用太冲，怎么阳明胃经咽喉痛又可以用足三里，学到阳明大肠经了，咽喉痛还可用商阳、曲池，那究竟要用什么，无所适从。

如果是肝郁化火的，这种类型一般是妇女生气以后，咽喉如有物在梗着，疼痛，丹栀逍遥散配合半夏厚朴汤。

两足不能行。

这句话是有来源的，它出自《通玄指要赋》。

行步难移，太冲最奇。

最奇就说这个穴位最奇特最有效，所以医院里康复科用针灸的，两足不能行，痿弱的，没有不针太冲的。

我们可以用歌赋来注解歌赋，让它们相互对流，互联。

最奇就是说中风、偏瘫，走路颤颤巍巍，两脚没根，腿脚没力的用太冲穴最奇特最有效。你看这人参，它的参须很长、很密，像胡子一样，它可以向各处吸取这个能量、营养，吸过来可以壮大根深，可以耐寒暑，具有大补力。

人的脚趾头，其实就是10条参须，这些根须越有力量，人走得越深。

你看有些人走路一走过去呢，这个力就下到地下一尺，他的命元就丰厚，所以站桩扎马，不是练武人的专利，它应该是每个人终身坚持的功夫。

道门、佛门有一个功法，什么叫功法？就是无论你修儒释道、修医，盘腿都是功法，这是不带任何宗教色彩的。盘腿，它是礼仪，也是修炼，省精血，也壮腰气。

你看一盘腿，单盘，脚一放下来，太冲穴就压到了，你以为是酸麻胀，其实是你的根须脚上的气在往下走，盘根错节，往深处走，这经脉走得更透，走得更深，你的命元就更厚了。

两足不能行，揉太冲，知道了这个道理，趁没中风前先练太冲劲，人才有冲劲。

后劲十足，凭的是什么？凭的就是太冲。我们跑步的时候，预备式，那脚一点起来，就太冲那里使劲。

所以我们起跑的姿势，就是一个太冲要放箭了。它就是强身健体的，两手叉下去，脚跟抬起来，就是开四关。

蹲下去，然后脚再抬起来，这边开四关，一切都在十宣上见真章，若这个动作做 30 分钟，你会觉得，胃口开了，走路，很有后劲，脚也暖了，手也不凉了。

所以跑步的一个预备式，它法象什么？法象饿虎扑食。

老师是体证出来的。就是十趾抓地，抓下去，蹲下去，然后再向前一撑，扑过去，这一招练几次下来，就满头大汗。

练功要经过两关，第一关，先练得身体能够发汗，第二关能够控制你的毛孔。就是说进行强有力的训练，居然毛孔不会大汗淋漓，而是微汗。

先由无汗练到大汗，再由大汗练回微汗，你就好有功夫。

两足不能行，我们就用这个功法去解。

行步难移，太冲最奇，这是知识。

饿虎扑食，预备式，这个是功法。

这叫知识跟功法双圆满。这种讲学叫双圆满。

讲论，如果你要做好这个，就上网搜一招开四关的动作，或者这个俯卧撑的，指卧撑，也是在开四关，或者这个预备式，然后再加《易筋经》的饿虎扑食，再把它串下来，哎呀，我们就可以编出与众不同的书，就可以编出世人所急需的医书。

好，下一句，七疝偏坠肿。

七字很有味道，七通奇，神奇的奇，中药里头带七的都很神奇。七日来复，七天身体就会修复。

我们中国人感冒了赶紧吃药，外国人呢，回去休息两三天，多喝点水。所以外国人用感冒的药不到我们的五分之一，因为他们懂得七日来复。

七天让感冒自己好的，比用药好的身体抵抗力更强，用药好的下次更容易生病，如果你是自愈的，一步步从肺里往外面表，这样靠自力的才最稳固。

七疝呢，七通什么？通情志。有一句话叫内伤七情，所以疝气跟七情关系很大。

疝气就两个原因。

一个是先天不足，就是说人疲劳了，精力不济了，这个睾丸小肠往下掉，鼓出包来，所以先天不足的会疝气。

第二种是抑郁。

凡鼓包者，皆郁结也，肝气郁结，跟七情有关。

所以我们治疝气的方子一定有补气的和解郁的两类药。

老师治疗一位珍仔围村疝气的老人，我说，你朝服补中益气丸，夜服逍遥丸。

他一看，两个药都没有写治疝气的，问是不是安慰他的。

我说，不是安慰你的，我们是医理上用药，而不是症状上选药。

一个月以后疝气再也没有发作过。

本来他说，一干活累了，疝气就出来，他就要拿那个长长的带子把肚子扎紧，不然他疝气会向下掉。

然后他要平卧，疝气才会回去，很辛苦，自从服了这两种药以后，这个现象没了。

朝服补中益气丸，中气就足，往上提，疝气就不会往下掉，夜服逍遥丸，可以开心，自由，逍遥地入睡，抵抗力就高，就可以解郁。

疝气是虚、郁两个字：虚，没底气；郁呢，有纠结。

所以没什么不要没底气，有什么不要有纠结。

一个不纠结的人很难得病，就是偶染微恙，也很快就好。

为什么？太冲脉是最通的，动脉知生死，太冲穴是生死的关键。人不纠结了，太冲穴一摸下去，很顺的，很暖的，很有劲的。

这疝气，七疝偏坠肿，几乎很多歌赋上都提到，太冲、期门、大敦治疝气，三个要穴。太冲解郁。

七疝偏坠肿的时候，我们要怎么解它？肝经下络阴器，肝经是沿着阴器转来转去的。

所以老师碰到一位患者，一受凉睾丸就缩进去不出来，我们古代叫做缩阴入腹。

我叫他拿小茴香煮了，加一调羹酒进去，茴香入少腹，酒呢，酒立马膨胀，一喝下去，它就出来了。

所以有些人受惊吓了，或者受凉了，受冷了，小茴香酒就是暖太冲的，一吃，会明显感到脚底太冲穴热火火的，就想走路。

有些人说，没酒气，他就不能干活，就不能走路，其实他就是太冲穴堵了，他应该打盘。如果学会打双盘，会发现喝一半酒都可以发挥喝所有酒的力量，既少了酒的毒副作用，嗜酒的坏习惯，又增强了体魄，酒就变成助你了。

我们再看一下，两足不能行。

它的理论依据是什么？不能行一般是筋缓了，你看筋缓莫梳头，手上筋缓了头都梳不了，就取曲池；如果是脚下太冲呢，筋缓莫能行，筋变松缓，行都行不了，肝主筋，所以我们要用养筋汤，再配合太冲，太冲可以配阳陵泉，这就是串穴。

阳陵泉呢，举足不能起，坐卧似衰翁，我们不要小看这个歌赋啊，你看老师跟你讲歌赋的一个字都不一样，举足不能起，就是你想要把脚抬起来呢，好难，我们要按哪个穴？阳陵泉。

两足不能行，你已经起来了，要迈出去好困难，按哪个穴？太冲。

老师看康熙皇帝写的《庭训格言》，他讲，满族人从白山黑水打出来，靠什么？靠一句祖谚，不要轻易让人扶掖，就是别人要帮你，你都要尽量拒绝，你能凭自己的实力得来的，不要轻易受人帮助。

你看那些轻易受人帮助的，一般没有很好前途的。

所以我们客家人有底气，不轻易受人帮助，包括你们注疏，能自己来的尽量自己来，不要轻易把任务给别人，给别人就是把福报都让给别人，这时候不能让，当仁不让。

什么时候都可以让，就是做好事的不要让。做对自己一辈子前途有好处的，不要让，当然不让。

所以康熙帝说，你们这些皇子，怎么二十多岁就要这些婢女来扶，要嫔妃来扶，难道显示你们的高贵吗？我看是你们无能。

你看一个人要被腋下扶起来，取阳陵泉。

你看他走路要拄拐杖的，取太冲。

有人他既没有人扶腋，也没有用拐杖，怎么办？

你看老师怎么解，如果我看他起来不够迅猛，取阳陵泉；走得不够轻盈，大笨象似的，很笨重，取太冲。

太冲可以让人走如风，阳陵泉呢，可以使人站如松，就是站起来就挺立的，挺拔的。

这些都是你们知道的，老师只是把它们打通而已。

好，我们再看，眼目似云朦，眼睛好像被云蒙住一样，白内障，青光眼，兔子眼，雾霾眼，近视眼，飞蚊症，老花眼，用眼科的奇穴——太冲穴。

为什么鞋可以治疗眼睛？因为我把它当工具。我只要拿起鞋拍这太冲，一天拍半小时，最好拍到眼睛有眼泪流出来，拍完后，可以明显感觉到，眼睛一下子就清了，眼能见秋毫之末，就可以让它不发展成白内障。

为什么呢？中医理论讲，肝开窍于目，然后以鞋来拍打太冲穴，有助于缓解视物疲劳。

以前大德师父，为什么点煤油灯，昏暗之下看书，仍然不近视？我觉得他除了早睡早起，还有一个原因是压太冲，你看双盘就是太冲压在阴陵泉上。太冲还可以压血海，太冲压在不同穴位，就调不同的脏腑。

所以这个太冲穴，亦能疗腰痛，气滞则痛，气行则松，太冲穴是行气第一要穴，它是行气止痛的。

腰痛有好多种，腰痛沉沉，沉沉引脊梁，腰好像泡在水中——水湿腰痛，就拍委中；另外一种呢，情志腰痛，反正一不开心腰就痛，开心了腰痛就减轻，那要拍太冲。

所以我们要辨性质，要有火眼金睛，要懂得中医四法望闻问切，看病的四法。

针下有神功，针下去就会有神奇的效验。

你看老师刚才讲注疏的三圆满，第一要择法眼圆满。老师都是按照这个歌赋来选择《黄帝内经》，选择《中医基础理论》，选择《通玄指要赋》，选择《经络学说》，选择《开窍学说》，选择《病因病机学说》，择法眼。

第二，编排制。就是说一页纸，你会编排的，让人看了会不忍释卷，你不会编排的，别人看了就会丢到一边。

一个家也是一样，你家具乱摆，那就是垃圾堆，就是储物室，你摆得好的，那就是厅堂。所以知识你们收到一起了，还要仔细地去编排。

你们现在要多去看名著，多去看一些诗歌的编排，看它编排的这个特点。一本好的畅销书，它要么就是内容取胜，要么就实用性取胜，要么就是知识资料俱全，要么就是编排得非常赏心悦目。

第三，凝炼慧。注疏好一本书，你要有凝炼的智慧。

像开四关，它就是一种凝炼慧，我们就可以引《标幽赋》，寒热痹痛，开四关而已。太冲配合谷被称为开四关，主治痹痛和神经系统疾病。

莫名其妙就浑身痛，找不出原因，就开四关；各种寒热痹痛，不管是寒痛还是热痛，总之就是痹阻不通的痛，开四关：用针开，用指开，用练功开。

所以老师要你们做俯卧撑，练拳卧撑、指卧撑，其实就是让你们养成开四关的习惯。

四关常开，好运自然来。

所以神经系统的疾病，神经科的医生太喜欢这一招了，这是凝炼的。

你看我们还可以凝炼，太冲穴还可以滋养肝血，补益肝血，为什么？它是原穴，原穴多补虚。

太冲穴最重要的是还可以治疗失眠，特别是那种晚上一两点必醒的，你试着睡前拿鞋子拍太冲穴，两边各拍 15 分钟，你晚上绝对不会醒过来。

记住，只要是一两点醒来的，就拍太冲穴，它就是治疗一两点醒来的要穴，这个你在其他地方学不到的。

你只有深入针灸精髓，你才能够学得到。

不然的话，你给他吃安眠药，怎么没效，为什么我给他吃，减少一半就管用，因为我教他晚上入睡前，拍太冲各 15 分钟。

它的理论依据是什么？

太冲是什么穴？井、荥、输、经、合，哪个穴？输穴。输穴有什么特点？输主体重节痛，所以你走路很困重，取太冲穴；还有另外一条呢，病时间时甚，取之输，病在某个时间上老是发作的，就是输穴。

所以你说，我晚上老是咳嗽，老咳嗽是肺嘛，我取你肺部的输穴；我晚上某个时间点老是要起来夜尿，好，我取你肾脏的输穴。就是说时间病取输穴，中医叫时症，时是时间，症是症状，某个时间就一定出现的，就是你转输不利了，你窝一团气在肝，子午流注的时候，十二经气过到那里就过不去了，你提前把它拍通了，它过了，身体才懒得醒过来，它确实受不了了，才醒过来。

所以你们失眠不怕了，就拍这个太冲。

这张珊做的太丰富了，我觉得这张纸让我讲十堂课都讲不完，老师一直习惯于这种别出心裁，自出机杼的讲法，一下子得到这么多好资料。

所以注疏跟讲论，做得精彩，讲得精彩，有理有据，有事有相，有体有证，入门者可以得到知识，深修者可以提高造诣，普及者可以得宣传功德，求医者可以获得寿康。

所以要记住，注疏的三圆满。

第一个选择，择法眼，是取自于佛家的说法，广选。

第二个编排智，要慎用。一本书编排得好，让别人看得欢欣雀跃的，要多在这方面下功夫。

第三个凝炼慧，要精做，做成精品。你要学习日本的俳句，就是专门送醍醐的，人家用十七个字就将一个道理讲完，不会超过十七个字。

所以我们要凝炼慧，要把智慧不断浓缩凝炼，半张纸能解决的，不用一张纸，半句话可以解决的，不用整句话。

太 冲

【定位】足背第一、二跖骨结合部之前的凹陷中取穴。

【功能】平肝镇惊，泄热理血。

【主治】头痛，眩晕，惊风，癫狂，痫症，疝气，癃闭，崩漏，胁痛，呃逆，目赤痛，咽痛嗌干。

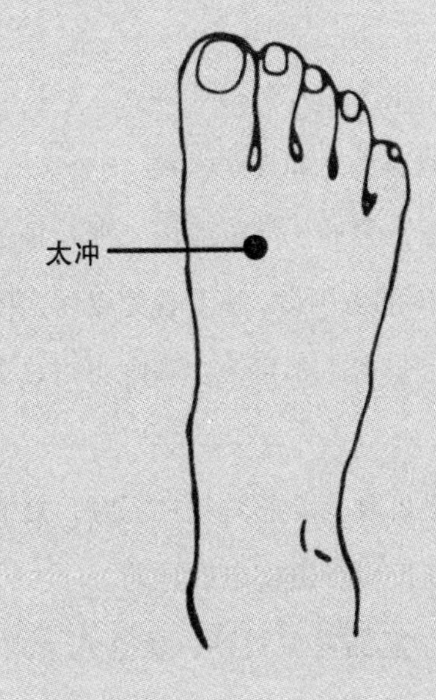

第 8 讲 昆 仑

4 月 24 日早晨　晴　五经富刘屋桥

今天是轻松学歌赋《天星十二穴》第 8 讲。

这个穴道歌赋，你们能遇见，那真是幸福。

你们如果能够勤加修炼，背诵，学以致用，那是福上福。

老师昨天碰到一位 80 岁的老阿婆，晚上着凉以后，第二天早上，呕吐撑胀，起不来床，嘴唇都歪斜了，早餐吃不得，中餐吃不得，急赶着要送医院了。

我说，先穴位敷贴。

欲调饱满之气逆，三里可胜，要起六脉之沉匿，复溜称神。

然后内关胃心胸，天枢反胃肠道疾患有神功。

内关、天枢、足三里、复溜穴位敷贴，就这几个穴，敷贴完后半小时能喝水了，一小时以后气顺下去了，脸上气色渐渐转红润，两小时后，自己能起来，下床了，嘴也正回来了。

我如果不是近期专研这穴道歌赋，断然不会有此淡定从容的举措。

所以这个歌赋一定要常熏修，你们可以看一本书《循经取穴胶布疗法》，按照这个经络去找穴位，用胶布去敷贴。

我们平时从歌赋中能得到一两个经验跟秘方呢，好高兴，倘若你把歌赋背下来，熟读运用跟听讲解以后呢，你会发现你拥有了一座金矿。

你得到一两个偏方，一两个好穴位来疗愈身体，你只是一个金子持有人。

如果你背诵了歌赋再去运用，听讲解、讲论，那你就是金矿主。

我们要做知识的金矿主，而不是片碎经验的金子持有人。所以老师才那么重视注疏。

我对书的重视那是不可想象，不可思议的，老师要以一已之力，带动书香五经富，书香榕城，书香揭阳，书香潮汕，书香广东，书香中国，书香世界。

凭什么？

昨天（4月23日）是世界读书日，老师看到一则报告，说梁启超回国后，在天津建了两栋大房子，干什么？专用藏书。藏了多少书？数十万卷，开创了私人藏书之最。结果，虽然没有特别抓住孩子耳提面命，但他九个孩子个个成才，出了三个院士，出了建筑学家，出了考学古家，出了火箭专家，出了图书馆整理汇编专家，出了桥梁专家，举国百年真的看不到了。

你得回到古代去找，到苏轼一门三进士，父子共登科，到宋朝才找得到，你要找几百年，才能找到一两家，梁启超他开创了先河。

所以我们不要以为梁启超他只是新思想的代表，他还是教育家，他通过藏书来教育的。老师因此整合了一首偈子：

欲知前史须读书，要利后人在著述。
过了读书著述时，请君藏书惠乡梓！

就是你已经过了读书的黄金年代，你到四五十了，要著述呢，你没这个天赋，怎么办呢？请君藏书惠乡梓！

乡梓是什么？就是我们的乡人，乡梓情深嘛。

所以请你做好藏书计划，惠益乡梓。

每一个乡村，它都需要一座乡村图书馆，每一个镇都需要一个镇的图书馆，外国的文化普及，有一点，需要我们学习的，就是他们旅馆里几乎都放有经典——《圣经》。

你看旅途之中都不忘读书，颠簸之余仍然坚持读书，真是孔夫子讲造次颠沛不离于斯啊，在颠簸困境之中，还不忘读书，久久必有出路，必有出息。

所以老师因此有个愿力，借此呢，我们要为五经富打造一所最为出色的图书馆，在物色地方，物色环境。

我们力量小的时候，可以先从小事做起。我昨天总结了做人要三先。

就是说用中医治病求本思想，这三个你必须要先，你才能先人一步，领先一筹。哪三先?

首先，治病要先治懒。你看，好多人过来治病，病痛缠身，在我看来是功夫没练，习劳没参与，搬石头袖手旁观，好像观众一样，不参与，永远得不到大利益。

第二，扶贫先扶志。贫穷的人，他如果没有志气，你给他多少钱财，他都会毁败下去，他只要有志气，给他一点点钱财，他立马打一场漂亮的翻身仗。

所以救贫要先救志，老师一来要你们写《请言汝志》，请讲出你的志向来，因志施教谓之志教，志教乃是教育之根。

《了凡四训》最后提到，人之有志，好像树之有根，有志的人他会念念谦虚，诚诚方便，自然造化有我，感天动地。

第三，救危先救识。你看有些人陷入危机之中，因为他没有先见之明，所以才会手忙脚乱。我们著书立说，就是干什么?救识，救一个人远见卓识。

老师最喜欢讲这个曲突徙薪的案例了。

一家新房的主人，他的烟囱跟柴火太靠近了，然后好心的邻居说，你要么把柴火搬走，要么把烟囱竖到别的地方去，不然恐怕有火灾。

他听了就不乐意了，我新房建成了，你还咒我有火灾。

不乐意你就隐含危机，听不进批评，你就危机四伏。果然没多久就着火了。周围人拼命地救，终于把火救下来了。

他很庆幸啊，幸好没全部烧毁，就请大家吃饭，特别是那个眉毛胡子都被烧掉的被请为座上客，当作最高的功臣。后来一个人提醒说，你应该把那个当初提醒你不要把烟囱筒跟柴火靠太近的人请为座上客。如果你当时稍微调整，就不会有今日的损失了。

我觉得老师就是经常在做这些曲突徙薪的功臣，经常就是在做这种好像没有明显看到对你有大功德，可是谆谆地告诫，每一样都让你回避火灾，逃出生命的困境，病苦的深渊。

所以救危要先救识，见识如果不救过来，像养生误区你不避免，你源源不断吃药，是很浪费人力物力的。

好，我们来看昆仑穴。

新的穴位，好有气势。哪条经的？膀胱经。膀胱经能治什么病？颈肩腰背膀胱经，从颈椎到肩周到腰部再到背到膝盖一下来，膀胱经所过之处，这些部位疼痛，不论是急性痛，还是慢性疲劳，取昆仑穴。

在《扁鹊神应针灸玉龙经》中提到一百二十穴玉龙歌，讲到脚肿的，脚跟红肿草鞋风，宜向昆仑穴上攻。脚跟周围为膀胱经所络，以昆仑穴为主，再取太虚共申脉，为何要取太溪？太溪也在脚踝，它是固肾水的，肾水足了，就可以灭火，灭炎症之火，这三个穴位针下去，可以治脚跟红肿。所以你崴着脚，脚伤，或者踝关节痛，就踝三穴：昆仑、太溪跟申脉。

你看好多运动员的运动生涯就是因为跟腱撕裂而终止，因为跟腱这里最薄弱，它是蹬力的关键，而我们的金刚腿就是保护跟腱的。

昆仑足外踝，跟骨上边寻。

这个昆仑穴所在之处，刚好就是这个脚踝最狭窄之处，相当于脚脖子，脚脖子通颈脖子，所以它是颈椎僵硬疼痛的专用穴、特效穴。

跟骨长骨刺，不要紧，取昆仑穴。我们碰到一些跟骨长骨刺的患者，用醋来泡软化骨刺的一些药物，骨碎补、威灵仙、白芷等，止痛，再加红花，然后用这些药醋去敷跟骨，跟骨痛的，敷一两次就好。

转筋腰尻痛。

转筋，这个肚腹消化不良，筋失所养，久坐腰痛屁股痛，昆仑穴最奇。

暴喘满冲心。

昆仑穴对于哮喘气喘也有奇功，为什么？这个气冲到心里来，昆仑穴有助于纳气归踵。真人之息在踵，常人之息在喉。常人是咽喉短促呼吸，所以命元不坚固。

真人盘腿，站踇趾桩，打赤脚走路，所以他一吸就到脐，再吸到膝，三吸入踝，到踝关节的时候，他脚是滚烫的。

所以昆仑诊断法，一摸昆仑是凉的，老年人就容易气喘，走楼梯那是两步就想三步走，上一层楼就要歇一下，不能一口气上三层楼的，暴喘满冲心，太简单了，只需要先把昆仑穴按热，按热了再贴风湿膏，再拍打，再加热水袋，各种招法下去，气一下到脚下，不喘了，纳气有力了，气能归元了，人身体就有底气，走路两条跟腱呢，就有蹬力。

举步行不得，一动即呻吟。

这很厉害，这是昆仑的一张王牌。

我们前面讲过，举足不能行，坐卧似衰翁，那就选阳陵泉；还讲到两足不能行，要选太冲；现在又讲到举步行不得，一动即呻吟，都是这个脚步走不好，如何分辨使用？老师教你。

如果两足不能行，还老爱闹情绪，选哪个穴呢？太冲。肝气郁结选肝经，情志抑郁选肝经。

如果脚不能走，站立都站不稳，选哪个穴？阳陵泉。

如果脚不能走，脚难以迈步，又气喘吁吁，选什么？昆仑。

昆仑穴最重要的就是呻吟两个字，在床上，或者凳子上，唉声叹气的。所以老师一看到唉声叹气，痛又叫得不大声的，肯定是肾气不足——昆仑穴；叫得很大声的，肯定是肝气有余——太冲穴。

所以虚在昆仑，实在太冲，不虚不实在阳陵。

阳陵它是侧面的，它属少阳经，对于那种脾气时而热如火，时而冷若冰，就是说虚实夹杂都有的，就选阳陵泉。

如果是实证，身体冒火的，骂人骂得很凶，很大声的，你就打太冲。

如果身体很虚弱，讲话都不亮，经常别人要你复讲的，那你就拍昆仑穴。

若欲求安乐，须于此穴针。

人想要安乐，想要快乐，要多在昆仑穴上面搓和针按，这个穴位呢，它可以引气归到脚踵下面去。

人老就老在脚，若人向老，下元先衰。叶天士这样讲。

走路拖泥带水，抬不起脚，做事没劲，没有后劲，就在后脚跟，在昆仑穴。

老师有首对联，寄语学子的：

创大业前程似锦，展宏图后劲十足。

后劲十足怎么修到？昆仑、太溪，这两个穴，就是专门练人体后劲的，所以要多拍昆仑、太溪，就是膀胱经跟肾经。

这个昆仑穴，属足太阳膀胱经，五腧穴中属经穴，主咳嗽寒热。

膀胱经对应几点？下午 3 ～ 5 点，所以 5 点前后的咳嗽，又叫黄昏咳，老师碰到 3 例，都是用金匮肾气丸再配合昆仑穴敷贴治好的。

特别是老妇女，一咳嗽尿就漏出来，咳而遗尿者，五苓散加人参主之。

你只要开点五苓散，再加点人参进去，百试百效。

如果觉得吃药麻烦，那就拍昆仑穴，一天拍半个小时，拍完以后咳嗽就好了，遗尿现象也减轻了。

你看学了穴位以后，是不是跟这个经典经方一配合，就好巧妙啊。

还有病变于色，取之荥。荥穴可以主色彩，这脸色的问题。

那么膀胱经的荥穴在哪里？荥穴是第二个穴位，至阴上面是哪个？通谷至阴小趾旁，通谷，小趾头这里，所以有些人脸色好难看，拍脚趾头这里，特别是他黑眼眶好厉害，拍小趾头这里。

为什么呢？眼眶周围就是睛明穴，一直沿着颅脑，再到后背，一直下来到屁股，到腘窝，再一直落到脚跟，再到小脚趾。

所以多拍打小脚趾这里，就能化解眼部的黑眼眶，早上起来以后呢，眼睛好像有眼袋，熊猫眼，气色不好了，就拍打这个通谷至阴。

还有人睡醒以后，声音沙哑，晚上夜尿又多，夜尿多，问题一定出在膀胱跟肾经上，音声沙哑，病变于声，取之于什么？取之经，所以我们肾经、膀胱经的经穴一下去，睡醒后声音沙哑、喉咙干燥的现象就没了。

晚上只要剪一小块指甲大小的风湿膏贴在昆仑穴上，第二天起来，声音就不会那么哑了。

慢性咽炎有时候不单是肺的问题，如果有夜尿，一定是肾的问题，所以要做这个昆仑敷贴。

昆仑是祖山，昆仑山为最高峰，如果把脚比喻成一个天地，那外踝高突就是昆仑山，它是发脉的地方，它乃是水之高原，从高处霹雳而下，流下来，它可以清热，可以安神、降火，从头顶一直到脚底。

降火从顶至踵，这句话是形容黄柏的。无论是舌头、牙齿上火，眼睛上火，鼻子上火出血，耳朵上火疼痛，咽喉上火音声沙哑，胃上火了口臭口浊，肾上火了尿黄赤，肝上火了，火气大、口苦，总之从头到脚上火了，就一味药——黄柏。

就是说，从皮肤到肌肉到血管到筋到骨的火，黄柏都能降，小剂量清皮肤火，可以治疗肺热、吐黄痰；中剂量可以治疗肌肉热、血脉热，像肌肉血脉长疮痈，黄柏捣烂后调冰片水，敷上就消下去了；大剂量，就清下焦，肝肾湿热。四妙散、三妙散、二妙散里都少不了黄柏，苍术、黄柏两味药就是二妙散，可以将下焦一切湿热撤走。

所以这个昆仑穴就相当于黄柏，降火呢，从头顶一直降到脚下。像有些人高血压，吃了补药以后，头晕目眩，吃点黄柏粉，就降下去了。

因为足太阳膀胱经起于目内眦，经过头颈背，根据上病下取原则，昆仑穴可以治头面五官上火，所以可以弄这个昆仑。

奇怪，我们搓搓脚脖子，就可以缓解息火，你不妨试一下，比如你最近觉得吃东西没味道，口又干燥，口臭，那你晚上睡前搓昆仑穴，左右两边使劲搓三百六十下，再去睡觉，第二天起来感觉水更甜，饭更香，口臭也没了。

我跟你讲，昆仑穴还有一个非常重要的作用——催产，所以怀孕的妇女不要碰这个穴，昆仑跟合谷都不要碰，相反呢，它可以治疗难产。

昆仑穴乃膀胱经的经穴，在足外踝；太溪穴乃肾经的原穴，在足内踝，二穴阴阳配合，表里相通，相互配合，可以治疗难产。

有些人生完孩子以后，还有很多恶露，吃生化汤也排不干净，就缺那么一股劲，太简单了，就在昆仑穴这里刮痧、刮按，子宫就会强烈地收缩，因为足外踝这条槽，按照足底反射疗法的全息图，它就相当于子宫。所以这条槽一刮按，患者啊的一大叫，要么子宫有肌瘤，要么膀胱和肾里头有结石。

所以要缓解前列腺跟子宫的问题，就太溪槽跟昆仑槽两条，一直往下推，推到这里了，再揉一下，用这转圈法，使劲地转，转是什么？就是子宫槽啊、这个肾和膀胱里的杂质就被搅干净了，这个尿毒症的前期，痛风症，就是这里，是肾下焦堵住了。

所以有些人排尿以后，流了很多白浊，为什么呢？膀胱、肾不固涩，也是太溪、昆仑夹击，这一招是足底反射疗法的绝活，膀胱经跟肾经相表里，所以你脚一放下来，两边我一掐下去，再一弄，少腹子宫上面的结节，就会慢慢化散开。

练武之人最难练到的就是这里，他跆拳道练鞭腿，练太冲，练侧踹，但是昆仑跟太溪这里就练不到，这里我们平时就要自己用手去练。

它就可以延长你的运动生涯，防止受伤，这就是曲突徙薪的。

昆仑穴，在《针灸甲乙经》上记载非常丰富，皇甫谧自己得了偏瘫坐轮椅，他看书自救，通过点按腕骨把自己手恢复，通过点按昆仑让自己的脊强、脚如结恢复。

什么叫脚如结？就是走路好像有人拿镣铐束住你的脚，这时你就要开点昆仑，昆仑一开，脚如结就化解。

我们看甲亢的患者，眼睛好像凶神恶煞一样瞪出来了，很急躁，目如脱，颈项强直，项如拔，看似一派亢进，其实底气不够，所以甲亢的人应该引龙雷入到深渊，导龙入海，海就是膀胱经，到膀胱经最下面昆仑这里来，昆仑主之。

还有刚才讲的，女子难产，胞衣不出，昆仑主之，它有助于子宫排浊，恶露不绝。

所以如果让老师开发生化汤，我一定会这样写，前面是生化汤的功用、主治范畴，产后第一方生化汤，后面一定要配上图，画出昆仑穴、太溪穴，写明服用生化汤的同时，一定要在太溪、昆仑这里做这个木匠推刨的动作，往下推，子宫这些部位的败浊就可以往下走。

昆仑穴就相当于桂枝茯苓丸加败酱草，引败浊下走的，所以昆仑穴跟合谷穴都是往下推的。

昆仑穴还有更多的精彩，比如《医宗金鉴》上面有一首《足部主病针灸要穴歌》。

飞扬主治步艰难，金门能疗病癫痫。
足膝红肿昆仑主，兼治齿痛亦能安。

所以你看脚膝红肿、牙齿红肿了，红肿很久的找昆仑。那红肿一时的，1～2天的，就找合谷！ 20天，找昆仑！

20天肯定是虚火，撤不下来。

昆仑像什么？像放风筝、钓鱼时的那个铅坠。老是往上飘，虚火，铅坠下面一拉，就下来了，所以这个水浅不养龙，水寒不养龙，就找昆仑穴。

同样，你看有些人，满嘴牙痛，鼻子痛，耳朵痛，眼睛痛，你一问，多久了？3个月——昆仑穴！多久了？3天，3天就合谷穴，面口合谷收。

所以合谷就主短期的气火急症。慢性的炎症，就要找昆仑，急性的火症要找合谷。

这个就是方向性的，你看《医宗金鉴》，你爱读书了，古代方法全部都在里面，世间好法书说尽，天下名山僧占多。

所以我们著书、注疏、写书、看书、抄书，样样都在书中出。

惊天事业书中出，举世文章笔下修啊！

小贴士

昆 仑

【**定位**】在跟腱与外踝之间的凹陷处。

【**功能**】清头明目，利腰催产。

【**主治**】头痛，项强，目眩，腰痛，足跟痛，滞产。

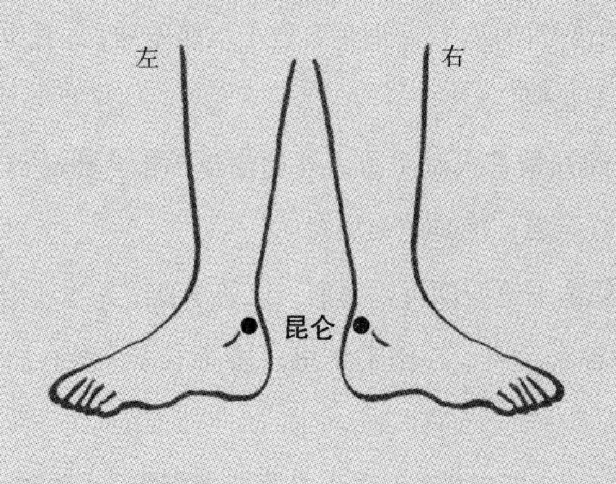

第9讲 环 跳

4月25日 五经富刘屋桥

今天是轻松学歌赋《天星十二穴》第9讲——环跳。

我们的注疏跟讲学，是齐头并进。

讲学可以稀释注疏，注疏能够凝炼讲学。

可进可退，可攻可守，讲学更重视这口才的临场发挥，注疏更偏重于文笔的背后凝炼。

所以老师昨天晚上分享到，你在这里按照抄经的“六一规”，跟这个“背诵八荣八耻关”来修炼的话，口才那是日进千里而不知，文书功夫、总结能力呢，那是翻天覆地而不晓啊！

所以昨天已经开始有人试水了，开始注疏工作，林时贤，他一注疏就注成了，你们要好好看看，他是怎么注疏的。

有人居然能凭读书笔记就可以出书，比如李克绍先生《中药讲习手记》，他自己用手抄阅各家经典，在图书馆里，述而不作，没有加进自己的东西，出成畅销书。

老师能够写好《小郎中学医记》也是拜此书所赐，大量地引自《名医别录》《千金方》《圣惠方》《本草衍义》，还有《外台秘要》，起码阅尽百套以上的古籍，在图书馆，在书房阅读、写作。

所以你现在还不知道，一年半载以后，你回家一跟别人聊天，谈吐不雅，不俗，通俗易懂，一下子就让别人刮目相看。这一写总结，每个月写得都跟上个月不一样，都在进步。

口才乃文书总结能力的一种台上发挥，文书总结乃是一种口才的私下凝炼。

我觉得这世上基本上都是这样，口才好的，一般文书上不太好。

如果两样都行，那就是非同凡响的人物。

而抄写就是强大的提升总结能力的方法，老师是抄过来的，深知其中的道理。

抄一年半载还看不到什么，抄 2 ～ 3 年的时候，就有个强大的质变，这是抄写的好处。

到今天我都是看书不离笔的，在字里行间写这米粒字，绿豆字，黄豆字。

好，今天来看新的穴位，环跳。

环跳穴属于哪条经呢？胆经。在哪里？在屁股上。

环跳在髀枢。

所以环跳是躯干跟脚的连接点，那躯干跟手的连接点在哪里？肩髃。

肩髃可以主手臂的挥舞，我们手臂麻木了，肌肉萎缩，一定要选肩髃；环跳可以主腿脚的蹬跃，如果是脚肌肉萎缩，小儿麻痹，中风后腿脚无力，环跳是必选。

古籍有种说法，合谷对太冲，环跳对肩髃——对治疗法。

就像这个开四关，开四关又有一种说法叫太冲对合谷。

比如有人说，大拇指被撞到，合谷穴开叉这里非常痛，碰一下都不行。

你说我不碰手，碰脚，就在对侧的太冲下一针，这边手的疼痛便减轻。

这是开四关的对称疗法。

又有人过来说，我有肩周炎。

我告诉你，拿风湿膏贴环跳，一贴下去，腿脚走路就灵活发热，等一下那肩就舒服了。

还有老年人，腿脚跨不开，要治他的肩周、肩髃，肩髃贴上风湿膏，有助于腿脚小步快跑。

所以这种对治疗法，非常有意思。

如果你们想要学好对治疗法的精髓，可以去看《人体 X 形平衡法》，火柴棒医生的，就一根火柴棒，拿来压耳朵，压手，就可以疗愈对侧的一些疾病。

侧卧曲足取。

一个侧字，说明环跳在侧面，侧面少阳，少阳主侧面；曲足，说明此穴可以有助于足的屈伸。

在古籍提到最多的是，环跳可以主腰胯痛，屈伸不得，这是《针灸大成》讲的。

比如碰到一个养尊处优的人，他的腿一片都是麻痹的，你用手去捏他，他说不痛——血痹，瘀在这里，怎么办？

黄芪桂枝五物汤，黄芪用到 80 克（桂枝汤用 20 克），一剂下去，有感觉，吃到第 7 剂，几个月的麻的感觉不见了。

现在我只要一听到谁说腿脚一块拳头或者巴掌或者鸡蛋大的麻点，这一部位好像失联一样，好，黄芪桂枝五物汤，黄芪重用 80 克，50 克以上它就开始走腰肾了，80 克一下子就补腰力。桂枝汤就走四肢，桂枝汤黄芪用 20 克、30 克，它就走上肢，用到 80 克、100 克的时候，它就走下肢。

所以我们看到那些偏瘫中风的人，腿脚没力，手臂不举，就看是手很难挥舞上来，肩周问题，还是脚难迈。

手难挥舞，好，黄芪 30 克加桂枝汤，或者桂枝汤加玉屏风散，上臂立马觉得舒适，一剂就见效。

有些人说，我卧床了，腿肌肉都萎缩了，好，黄芪 80 克，再加桂枝汤。你觉得腰脚的力量还要加强，那就再加壮腰膝的杜仲、枸杞、川断。你觉得手臂不行，就要加这些手的一些引药。说到引药，这《治病主药诀》，你们要好好背哦。

脾胃受湿身无力，倦怠嗜卧用白术。

你看一个人老是卧在那里，倦怠，像发瘟鸡，没精神，加白术，多厉害，所以一句口诀就常常解决一个症状，乃至一系列的症状。

有人问，想减肥怎么办？

肥胖的人，一般肠肥肚满。

腹中窄狭用苍术，胀膨厚朴姜制法。

你看这两味药已经透露了减肥的奇方，就是那种肥头肥脑双下巴，富贵包的，凡是身体肥得流油的，苍术跟厚朴，专门对付这个肚子，厚朴用生姜制过后，叫姜制厚朴。厚朴主肠肥肚满。

苍术主什么？主这个肠道已经变狭窄了，周围都被痰油包裹了，把它挤瘪了。

所以你看有些肥人，他说，曾老师，拉的大便怎么像筷子一样细。

腹中窄狭，苍术雄烈，它就会宽肠，拉得怎么溏溏的，烂泥一样，用苍术。

你不宽大了，苍术是宽大为怀的药，非常雄烈，它既是健脾也是风药，所以它能够使清阳出上窍，清阳实四肢，苍术是代表。

厚朴呢，它走肚肠，它可以让浊阴归六腑，浊阴出下窍，所以吃了厚朴，人一般都会放屁。

所以两味药再加陈皮、甘草四味药，就是名方里的平胃散。

为什么呢？一切胃升降失司，肠往来不利，这四味药就可以平息胃肠疾患，叫平胃散。

当时这个方子你知道有多出名吗？我们余老师到海南去能加道医会的时候，一位道医专门带平胃散过去，因为舟车劳顿，肯定有人吃撑吃胀，胃难受的，挑一勺，一吃就好。有人问，你这是什么？平胃散。平胃散有这么好吗？

道医说，因为用的新会陈皮，一盒近千块，自己用的。到外面去，只要水土不服，肠胃失司，膨胀，消化不良，脸上气色很难看，舌苔厚腻，没有胃口，吃油腻以后呢，挑一小勺，一吃就好。

他还送了一盒给余老师，带回来，一打开，那药物的芳香就像艾条一样，周围三五米以外也闻得到。

好药啊，道地药材，所以你如果选择道地的苍术，选择最好的陈皮，再选择这个精制的厚朴，跟上等的甘草，做成平胃散，有道地药材呢，你不怕他这个病有多疑难。

这个平胃散可以作为胃肠病的一个治疗的基础方子，在此之上再加加减减。

老师碰到一个感冒发烧的小孩子，老是肚子痛，一吃东西就呕出来，还有一个特点，一到下午就烧起来。

时症，老是某个时间烧起来的，往来寒热，取少阳，用小柴胡汤。

他说，吃过小柴胡颗粒。

我一看他舌苔腻，你没吃平胃散。

小柴胡汤再加平胃散，两个方一合，合方治疑难，两剂药下去，烧退了，胃口开了。

老师就想呢，现在许多厂子都生产小柴胡颗粒了，但是平胃散颗粒、平胃散冲剂还没有普及，如果谁研究这个，功德太大了。平胃散颗粒冲剂，再加点鸡屎藤，这就是名方，光这五味药，你就可以为制药公司赚取大量利益，而且造福广大人民，因为又便宜又有效。

小柴胡汤理肝胆之不调，平胃散调肠胃之不安。

一个是安肠胃，一个是和肝胆。

人所病者，不外乎就是情志动，饮食不和，最重要的慎风寒，节饮食，惜精神，跟戒嗔怒。

人最容易犯的，就是节饮食这一关跟戒嗔怒。

平胃散是节饮食方，小柴胡汤是什么方？戒嗔怒方，同时小柴胡汤又能解表，所以它又是慎风寒方。

我居然两个方一合方可以顶住三条养生守则，就差惜精神了，其实小柴胡汤里，有人参、甘草、生姜、大枣，也是惜精神方，也是补精神的。

所以小柴胡汤配合平胃散，就是保身四要的完美体现，到时候你们一回去就被人家称为柴平先生了，动不动一出手，就是柴胡平胃散。

老师用这种方法，用四逆散配合二陈汤也是一样的，二陈汤也是降肠胃的，四逆散也是调肝胆的。

我们可以被称为四二先生，四逆散配合二陈汤，就是调肝胆和调肠胃。

这种合方呢，只有在中医世界里沉淀很久的人，他才能得到这种秘密，所以我建议你们看《十年一剑全息汤》，作者用10年时间来去凝炼一个汤方，加减变化，治疗百余种症状，甚至都不止。这种用一方来灵活变化治愈诸病的，一般有道。

小柴胡汤、四逆散是经方，平胃散、二陈汤是什么？时方，经方跟时方的完美结合。

你看经方小柴胡汤、四逆散走表里，时方平胃散跟着二陈汤走上下。

平胃散跟二陈汤都是降浊阴归于六腑的，有人吃了平胃散跟二陈汤，觉得这胸中的痰浊，一点一点地掉到腹中去。

四逆散跟小柴胡汤呢，令清阳出上窍，清阳实四肢。

平胃散跟二陈汤呢，令浊阴归六腑，浊阴出下窍。

所以这合方也是减肥的奇方，克癌克包块初起的良方。记住是克包块初起，如果他包块已成，那就要用一些三棱、莪术、王不留行、路路通、三七、鳖甲，或者大黄、䗪虫。

所以平时，真的要调养身体，平时老是容易生气，或者吃撑了，抓个柴平来吃吃——小柴胡汤平胃散，或者二四——二陈汤跟四逆散，或者柴二——小柴胡汤跟二陈汤，或者四平——四逆散跟平胃散，就是四平八稳，四肢平安，四季平安，平稳。四方平定干戈息，我若贫时有何妨啊！

好，环跳穴，你看，人每当跳跃的时候，必先蹲下这身体，弯下这胯膝，环跳穴周围形成一个半环形的回旋气场，因此叫环跳。

像弹簧一样，一环下来呢，一放，就蹦上去了。

老师刚才讲了，黄芪桂枝五物汤，它就可以大补环跳，环跳为造血要穴，黄芪桂枝五物汤，就是造血汤。所以我们平时要捶环跳，干什么？有助于骨髓造血。

比如说你去献血，哎呀，头晕目眩，走路摇摇欲坠，赶紧拍环跳，加黄芪桂枝五物汤，一剂下去，就恢复了。

所以这个环跳穴是非常重要的，它还可以治疗坐骨神经痛、腰胯痛。你看久坐的人或有些小孩子打针，环跳那里一块肌肉萎缩了，选对侧环跳，再加黄芪桂枝五物汤，就可以让那肌肉损伤的部位得到恢复。

有人说，曾老师，我将来可能要选美，或者要进部位演艺圈，我最不喜欢打针以后长这些疤点，有什么办法？

我说，有，你就要吃黄芪桂枝五物汤，它可以让你受伤以后的疤痕变得最小，如果你没有去调理，疤痕可能像指甲片那么大，但是服了黄芪桂枝五物汤，最后可能像绿豆那么大。

很多人研究经方多年得出结论，黄芪桂枝五物汤有助于疤痕组织变小、恢复，为什么？黄芪主小儿体虚百病，主大风，主肌肉破损，桂枝汤调和营卫，调和肌表，有助于肌肉跟表皮的愈合，所以它是肌肉表皮增强愈合的一个组合。

我们讲经方的时候讲过，皮肤病，那种三五年的，用黄芪桂枝五物汤；如果是两三天的，一般都是风热，就用银翘散加丹参片，对于初起风热鲜红的有效果。

我怎么知道他一定适合黄芪桂枝五物汤？捏他肌肉，肌肉很坚硬的，不适合，不需要吃这个，松垮垮的，水水的，软绵绵的，黄芪就是补气，令气能刚猛，桂枝汤壮阳，令卫气能彪悍，所以桂枝汤是让人彪悍，让人刚猛的方子。

打呼噜，还有这个脂肪瘤，肠肥肚满，皮糙肉厚，脂肪瘤硬硬的，富贵包，双下巴，所以它非常厚，肯定要治他的痰，化他的湿，用二陈汤。

老师那天解《大医精诚》，“肌肤筋骨有厚薄刚柔之义”，记住这句话，不要错过，老师把它讲透了，你们心中就很有自信。

我们看，厚是什么？皮糙肉厚，用什么方？二陈汤，专门软化包块、结节、痰饮，是治痰湿第一方。所以一个厚字，二陈汤。

用一个字总结了一个方：一看过去，肥头厚脸，二陈汤；一看过去，皮糙肉厚，二陈汤；一看过去，舌苔很厚，二陈汤；一看过去，满面流油，二陈汤，厉害吧。

薄是什么方？四君子汤或者四物汤。你看一个人身体单薄，男的就四君子汤，厚其气，女的就四物汤，厚其血。厚德载物四物汤，自强不息四君子。

如果是女娃子过来，肯定是调血的，月经方面的问题。

四物汤补血，血是肉之充，就是血可以充实肌肉，肉是血之象，就是说肉就是血显现出来的现象。

肉很红、很热很饱满，血肯定很足。肉瘪的，血不足。

所以四物汤是厚德载物，就是治疗薄的。

薄呢，就令其厚，我们四物汤四君子汤，厚其气血；如果痰湿壅滞，很肥厚的，那我们就薄其痰湿，就用二陈汤。

二陈汤就是做减法的，让浊阴下降；四物汤四君子汤做什么？做加法，让清阳气血上升，丰隆饱满。

这是厚薄。

那刚柔呢？

只要一个人脾气刚强，性格刚强，执着、顽固，我们就要让他柔和，治疗刚病的代表，就用柔方——四逆散。

阎浮提众生，起心动念，无不是罪，无不是过。

以上这句话出自《地藏经》，老师借用《地藏经》来注四逆散，这是古往今来所未有的。

那柔方呢？一个人太柔弱柔脆了——桂枝汤。

老师再给你分析一下，有些人很瘦弱，但是他性格很刚强，很自强，那么就用四物汤，有些人身体很壮，但是性格很胆小胆怯，很害怕，那么就用桂枝汤。

这里是涉及一些变法的，因为人不太可能按照书中去发病，所以你看老师对刚柔的解释，跟厚薄的解释不一样。

厚薄形容的是什么？肉身。

刚柔形容的是什么？心性。

你一旦分清楚厚薄刚柔，再去组合治方，真的好有底气啊！临床上这个效力也是倍增的。

这个就是《大医精诚》，《大医精诚》一句话就够了。

好，我们回过头来。

折腰莫能顾。

腰好像断了，都不能转过去，取环跳。

冷风并湿痹。

《针灸大成》讲，环跳主冷风湿痹。

那些打鱼的人，经常半截身子泡在水里，脚很僵固，用姜贴，贴环跳，一贴完，柔软很多，再吃些金匮肾气丸补腰脚。

所以冷风并湿痹，就是这个环跳穴加金匮肾气丸。

小儿麻痹，还有下肢水潴留，也是环跳穴。

腰胯连腨痛，腨是小腿。

转侧重唏嘘。

你看有些老人，他如果呻吟，我们就找昆仑，他如果唏嘘，我们就用环跳。

没有哪个老人行动不利的时候，他还非常乐观开心的，很少。

所以这个唏嘘穴——环跳。

你看环跳像什么？像小孩子蹦蹦跳跳。

环跳这个部位气场足呢，人不会不开心的。

我们捶打环跳，握住空拳打，像大鹏展翅，可以通胆经，通心经，心包经也可以通，这招就是专门治唏嘘叹息，人不乐观，不开怀。

若人针灸后，顷刻病消除。

针灸这个穴位以后，对这个腰胯痛、沮丧、叹息，以及冷风湿痹，顷刻病消除。

所以对于突如其来的病症，就好得快。

如果是慢性的老病呢，像那些中风偏瘫，时间就要久一点。

环跳穴还有一个很重要的作用：治疗睾丸痛，它可以健脾除湿，治疗湿阻少腹。还可以治疗脚气。

总之，环跳的作用就两个字——通利。

《针灸大成》讲，风疹遍身痒，取环跳。

它可以通利气血，血行风自灭，有助于行血。

我们背过《百症赋》，有哪句讲环跳的？对了，后溪环跳，腿痛刺而即轻。

我们不单要学单穴，还要学配穴、组穴。

多厉害，刺而即轻，即就是很快，很快就轻松下来。

无论是坐骨神经痛、腰胯痛，还是这个踝关节、膝关节痛，总之，就是腿疼的，就后溪、环跳这两个穴，一上一下，就把整条脚的痛担起来了。

现代医学研究呢，针刺环跳穴，有良好的镇痛作用，可使人的痛意明显提高，就是说忍痛能力增强。

你经常遇到些痛苦的事情，哎呀，上班啊这些东西，太难忍了，就想要辞职，拍你的环跳，拍了，常人以为苦的，你不觉得苦了。

老师希望你们，平时多双盘，双盘时环跳穴开得非常厉害，经历过腿脚的磨炼，行人所不能行，忍人所不能忍，最后才能成人所不能成也。

小贴士

环跳

【定位】股骨大转子与骶骨裂孔连线外的三分之一折点处，侧卧屈股取穴，或微屈掌，小指掌关节按在股骨大转子顶端下按，当拇指尖到达处是穴。

【功能】祛风湿，利腰腿。

【主治】下肢风湿痹痛，瘫痪，腰胯痛，膝胫痛。

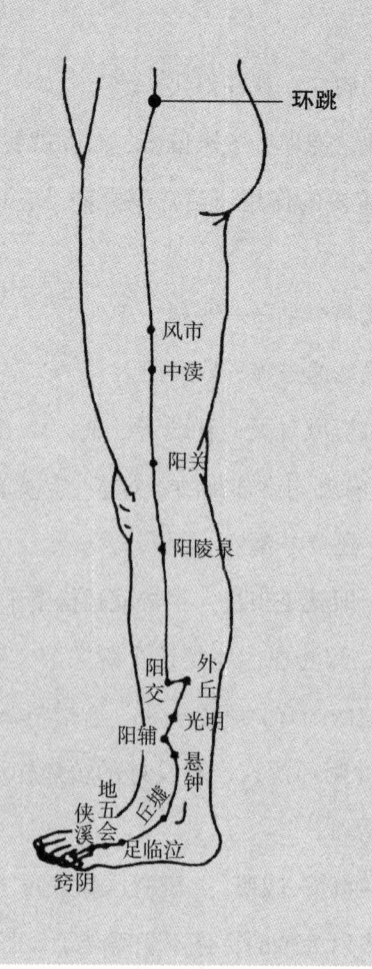

第10讲 阳陵泉

4月26日　五经富

今天是轻松学歌赋《天星十二穴》第10讲。

环跳、阳陵泉讲完，就剩通里、列缺，就可以画一个圆满句号。

这十二个穴，穴穴都是特效穴，有特殊功效，不容小瞧。

我们要想学好针灸歌赋，就要打好这特效穴的基础。

比如说列缺，为什么讲列缺任脉循肺系？它不是简单地主肺咳嗽病，它行整个肺系。皮毛它可以治，咳嗽它可以治，肺跟大肠相表里，可以通腑，肺心病、肺气肿，整个肺所主的，它都可以治。

所以你对中医基础理论了知越深，你的穴位就解得越神。

老师昨天听到一个消息反馈，一位乳腺增生患者，吃了补中益气丸后，原本是一个硬结，鸡蛋黄大小现在缩成黄豆粒大了。

她以前没少吃逍遥丸、疏肝散，为什么用补中益气丸效果如此显著？

《大医精诚》上讲：

若盈而益之，虚而损之，通而彻之，塞而壅之，寒而冷之，热而温之，是重加其疾，而望其生，吾见其死矣！

句句箴言啊！就是说乳腺增生，它不一定是实证的。

我见她嘴唇不是特别红润，脸上容易冒汗。

气虚则自汗。

脉象寸脉不足，中气不够，肺大气不足，补中益气丸，能补中气，益肺中大气，补土生金，使：

胸中大气一转，其气乃散。

人身体的结节，无虚不作积，这些肌瘤、囊肿，以及增生，在老师看来是积，怎么办？推动它。理论依据是什么？

气通血达郁结化。

所以你见到虚人，就不要虚而损之了，他本来体虚的，长了一些结节，你还用桂枝茯苓丸，逍遥丸，他一吃，更没劲，所以赶紧给补中益气丸，就不会重加其疾。

今天我们来讲阳陵泉，这个非常出色的穴道。

阳陵居膝下。

膝外侧，哪条经的？胆经。胆经的歌诀是什么？废物堆积拍胆经。它分泌的津汁，可以消融宿食，中医叫木疏土。

所以这个废物堆积要找胆经，胆有升发之气。胆经的阳陵泉是一个要穴，它是合穴。据现代研究，在足三里周围有一个经外奇穴叫阑尾穴，阳陵泉周围有一个经外奇穴叫胆囊穴，胆囊点。

也就是说这招三里拍，拍下去，足三里跟阳陵泉——胆囊点跟阑尾点，同时到位，非常有助于胆囊的排空跟肠胃的蠕动。

他们做这个实验，胆囊点，阳陵泉，下针以后，肠胃收缩舒张速度明显增强，胆囊排空、排浊能力变大。

所以胆囊炎、胆结石、胆囊壁毛糙、胁肋绞痛，就找阳陵泉。

《针灸甲乙经》上讲：胁下支满，呕吐逆，阳陵泉主之。

胁下就是胆囊点；支满，就是好像有东西支撑在这里，非常饱满。

一般什么时候会胁下支满？

生气嗔怒的时候，还有吃撑的时候，吃撑了，呕吐逆，这时找阳陵泉。

所以对于呕吐的患者，足三里、阳陵泉，降胆肠，再加天枢，这是降逆止呕最快最有效的，还要再加内关，手上的内关主胃、心、胸。

阳陵居膝下，外臁一寸中。

讲它的部位，在膝盖的外侧。

一般经络所在，主治就所在，经络所过，主治所及。

所以有对于患者膝盖痛，外侧痛，取阳陵泉；内侧痛，取阴陵泉；膝盖上面痛呢？就血海、梁丘。

这叫膝四穴，统治一切膝关节病变问题。

阴阳陵泉相互透刺，是治膝盖疼痛的一招要针，非常重要。

为何还要配血海跟梁丘？

血海呢，往膝盖上面放血；梁丘，是胃之郄穴，有助于胃肠深层次的能量去灌溉膝盖，所以这是很重要的。

膝肿并麻木。

这个膝关节肿，无论是踢伤、老化伤，像鹤膝风、半月板受损，或者跌打伤，都找阳陵泉。阳陵泉有一个重要的名称叫筋会。

人体有八会，哪八会呢？

脏会章门。就是说五脏问题找章门，包括心脏病、肝脏病，只要讲一个脏字，章门就可以辅助。我们晚上睡前揉章门，有助于气血归脏，它是按摩的要穴，章门一揉呢，从头到脚都很放松。

腑会中脘。中脘主六腑，是胃肠的大动力穴，所以无论是咽炎、食道炎、胃炎，还是胆囊炎、肠炎、阑尾炎、肛周炎，总之这条长长隧道上面的一切堵碍，找中脘。

骨会大杼。大杼穴你练了站得久，耐力底气厚，气纳丹田，强筋壮骨。所以中风偏瘫的，站立不久的，找骨会——大杼。

筋会阳陵泉。如果是走路走不久的，这个脚要迈步都艰难，行步龙钟，走路踏下去，还要想一下，这是筋约束骨头的功能减退了，就要多按阳陵泉，因为阳陵泉是长生耐老穴，为何呢？

肝主筋，肝主生发，肝主生机，肝行春之令，所以想要常春，想要妙手回春，找阳陵泉，阳陵泉就是少年穴，妙手回春穴，耐老穴。

阳陵泉在膝盖，主膝盖病，它也可以主胆囊病，还可以抗衰老、耐老，是美容奇穴。你不要只记得面口合谷收，合谷只能让你脸面干净，阳陵泉却可以让你脸面富有笑容，让你的肌肉由粗厚变得柔和，让你脉象弦紧变得松软。

老师解阳陵泉，就看他的脉，切他的脉就可以选出穴位来。

你一切这脉象沉匿，选什么穴？复溜。

欲起六脉之沉溺，复溜称神。

若一切脉，脉洪数，有力搏指，非常长、非常大。

要调这饱满之气逆呢，三里称神。

如果你一按下去，像按琴弦一样，谓之弦脉。弦主什么病？弦主肝胆病，主痛症，阳陵泉乃痛症克星，你们记住哦，诸痛寻阳陵。

你们去看《中医人生》，对八会穴尤其是阳陵泉用的最好的，我看莫过于此书。

这个何老师教作者，一个晚上就会针灸，让零基础的人，具备有强大的信心。

他把人体分区，按面口的病，无论是牙肿、口歪、鼻炎、眼睛识物不清，统统哪里？合谷收。

头项呢？偏头痛、头顶痛、后头痛、后脑痛、耳朵嗡嗡响，总之一切头首的问题，头项寻列缺。

前面消化不良，胃肠胀气、呕吐泄泻、便秘，反正你要去看脾胃科、消化科的，肚腹三里留，就找足三里。

后面呢，颈肩腰背一条线下来，坐骨神经痛、腰腿痛、腿脚顽麻，以及走路蹒跚，腰背委中求。

四总穴，你学好，再学八会穴，一个四一个八，就四平八稳，那么四面八方的病都在你的掌握之中。

比如说，突然间过来一个牙痛患者，看我们如何四平八稳地治病。

牙痛，牙齿在哪里？在面口，合谷肯定管用。

然后再问，你牙痛是新牙痛，还是久牙痛？

他说，久牙痛，已经很久了。

你再看他是年轻的还是年老的。

十来岁二十岁的牙痛，跟这个五六十、七八十的牙痛不一样，五六十、七八十的，肾气不足，我们要弄它什么会？骨会髓会，就相当于地骨皮、骨碎补。

年轻人呢？一般是实火，年轻人一般六脉气逆，所以我们要弄腑会中脘，中脘你看它调整条六腑，六腑就是人体最大降机，阳明胃肠，它是降胃肠的。

所以一个牙痛，我们就把四总穴跟八会穴结合在一起。

然后你再切他的脉，脉象弦硬的，一般都伴随有最近紧张了，碰到危机了，睡不好觉，所以这个火气一上来，牙齿就痛了。

这时要选阳陵泉，所以我们用脉去配，脉弦阳陵泉，脉虚、脉弱呢？绝骨、大杼，所以中风后期的调理，一般要找绝骨、大杼。如果中风初始，突然来的，阳陵泉，缓解它弦硬、风动之象。

所以弦脉还主风证，风证有哪些？瘙痒，中风。

中风腿脚痿弱没力的，找风市、阳陵泉跟绝骨，这三个是中风的奇穴大穴。

所以下面讲到：

膝肿并麻木，冷痹及偏风。

膝头肿胀麻木，受凉以后又痹痛，偏风，半只脚偏废，或者走窜性痛，还有瘙痒，所以老年性皮肤病，小腿老是痒，有风嘛，阳陵主风，脉象如果是弦的，它就正中要害，阳陵泉就可以松解。

举足不能起，坐卧似衰翁。

老迈、老瘫、老残，阳陵泉，最好的就是天灸，我跟你讲，天灸是讲究姿势的。

天灸不是你简单地躺在这沙滩椅上一灸，它有一个非常重要的动作，就是借助太阳，天上的阳火来让自己功能恢复。

日月之华救老残，这是道藏经典《黄庭经》里的名言名句，意思是说日月的光华，常照太阳的，可以让你衰老速度变缓。而阳陵泉要怎么晒？你要俯卧下去，把腿往后面抬起，手抱在头上，这种晒背方法是非常厉害的，它可以把经脉全部晒开来，真正达到晒背的效果。

所以举足不能起，坐卧似衰翁，要怎么操作？你可以自己拍打，自己晒背，自己练踮趾桩跟金鸡独立。稍微练久一点，会发现你的阳陵泉有两个特点：

一个是这里变热了，储的能量多就变热了，热就是气血旺的体现，因为气主四肢嘛。

第二个是变饱满了，饱满就是能量足的表现。

热一般是气足，饱满一般是血比较充沛。

老师治病呢，一看你饱不饱满，第二看你温不温暖。看你不够饱满呢，那就要补血，不够温暖呢，就要补气，因为阳气主温煦，阴血主肥满。

针入六分止，神功妙不同。

针到六分就停止了。足三里针到几分？八分，因为足三里比较深厚，可以刺深一点，阳陵泉就浅一点，六分。

我们来看一下阳陵泉的注疏工作。

我们要讲好阳陵泉呢，首先要明白它主治什么。它在膝盖，主治膝肿痛，它是筋会，在胆经，所以这个肝胆木克土的病，它是可以主的。

什么叫木克土？紧张吃饭，吃饭紧张。

像以前打仗的士兵，我们可爱的军人，经常要面临到一吃饭就要执行任务，执行任务迅速吃饭，长途劳碌奔波又进餐，容易胃不好，肝胆跟胃不好，可以教他们一招，晚上睡前按阳陵泉，两边都按。阳陵泉按通后有什么效果？就一天吃饭胀气啊，消化不良的，紧张进餐的这些感觉就会舒缓。

所以阳陵泉主木克土。

木克土的反应是什么？口苦，咽干，目眩，默默不欲饮食，心烦喜呕，往来寒热，胸胁苦满。

阳陵泉这里一拍打，就缓解木克土。

为什么会口苦，脾胃开窍于口，苦味为什么会泛到口来？是因为肝胆木克到脾土，脾胃堵了下不去，就把苦水逼到咽喉上来了。

它提醒你，是肝的问题，所以口苦，你不要老去治肠胃，口臭才是这个胃气不降。

这个木克土还有很多病，研究透了，阳陵泉你就会用得如神。

像拉肚子，阳陵泉主飧泻，这个好多人不知道。一般拉肚子找足三里，这是被动防守，阳陵泉它才是主动出击。

阳陵泉属胆经，足少阳胆经，有春生之气，如柴胡，一茎达天，可以让清气上达。清阳在下，则生飧泻，浊阴在上，则生膜胀。所以浊阴在上，足三里下合穴，一按饱满气逆就下调了；清阳在下呢，阳陵泉，一按，少阳生发之气到头顶，头不晕沉了，大便也不溏泻了，所以古籍讲阳陵主飧泻就是这样来的，它背后是木克土的机理。

玩味这个穴位，你必须有扎实的中医基础理论。这个《中医人生》最精彩的就是作者用阳陵泉治神经痛。

坐骨神经痛，有人认为委中很好，委中治腰痛确实不错，可是如果痛像闪电一样，神经痛，就找阳陵泉，因为阳陵主筋。

偏头痛，找阳陵泉。

面神经麻痹，颜面神经痛，找阳陵泉。

还有一种最不好治的带状疱疹后遗症，痛得不得了，现代报告，阳陵泉就有特效。

《针灸大成》讲，阳陵泉主肌肉不仁，不仁就是没有生机。仁通的是肝气，主生发，所以仁对应的是肝胆经，肝胆经的阳陵泉。

你看我们用针，可以用五常针，为什么叫五常？五样东西你必须经常具备，你一旦没具备呢，人弃常则妖病兴。

我们巧妙将医道穴位呢跟这个儒文化结合在一起。

儒就是人之所需，需什么？不外乎仁、义、礼、智、信，五常，最重要的。

你一旦丢弃掉这些常规的仁、义、礼、智、信，乱七八糟的问题就来了。

你不讲信用了，人家远离你了，不跟你做生意。

你不仁了，别人钱都不借给你，别人背后就骂你，说你坏话，你还以为别人很奸诈，所以这个仁太重要了。

信属土，这个人信任缺陷以后，他脾胃消化会不好。

这个仁能够通这个肝，水主智，肾水肯定主这个智慧。

心主礼，所以热情的人他自动就会有很多礼貌，热情，你沮丧的时候要做出礼貌，他很难做出来。礼的目的是让人不热情的，不能冷如冰。

入门休问枯荣事，观看容颜便得知。

看他容颜就知道他热情不热情，就知道他心脏行不行。

一个人露不出笑脸，热情不起来，是他心脏力量不够了，心肌缺血。

这个义属肺，这个义薄云天，云，中府云门，天呢，天府，都是云天的，主这个天肺的。

你看我们中医起穴多厉害，义薄云天，大义凛然。

所以一个人呢，他见义不为，我跟你讲，他肺活量变小了。肺活量大的人，非常讲究义气，义薄云天，即使是陌生人，也当作是自己人。

好，这个《针灸大成》的内容，你看一个不仁，老师就可以挖掘出不礼、不信、不义和不智，转头即忘，不智，那怎么办，哪个穴位呢？

你要去挖掘啊，肯定是有一个穴位。

在《杂病穴法歌》中讲，胁痛只须阳陵泉。

要记住，只须，不需要第二个穴，找准它，你对这胁痛就非常有把握。现代研究发现，针刺阳陵泉，可以促进胆囊舒张，缓解括约肌拘挛、胆绞痛，促进胆汁排泄，从而健脾胃运化，使气血旺盛，骨正筋柔。

所以对于这失眠的患者，尤其是晚上吃宵夜饱撑的。

胃不和则卧不安，阳陵泉一按，胆汁就会促进肠胃的消化，消化一好了，这个觉就睡好了。

所以阳陵泉也可以治疗失眠。你看久失眠的脉象，绝对是弦中带虚，或者虚中带弦，因为久失眠肯定气血不足，会带这个虚象，肯定焦虑，一焦虑，脉象就弦了。

虚我们就找足三里，补虚；弦呢，就找阳陵泉，缓弦、缓急。

老师一直讲到一句话：

心刚万邪起，念柔百病息。

心刚万邪起，就是说一旦刚硬，这脉象就会露出弦象，这脉象如果松缓了，这些问题都会解除。所以阳陵泉就是念柔方，念变得柔缓的，就如小柴胡汤调百病。

所以我们有的时候呢，看一个人要体谅他，为什么？因为他脉象已经定了他性子了。

我们中医可以通过调脉，调他的肉身去缓和他的心性。

这个儒释道呢，通过提高自己文化素养，自律自控能力，来调和他的脉象。

所以身体不舒服，不要紧，有两条路子可走。

一条是身心路子。

一条是心身路子。

身心路子，就是练好身体来改变心性。你看我们练功习劳呢，就能让弦硬的脉象变缓，一接地气，就松缓了。不要忽略这条路子，天资不太好的人，要多走这条路子。

天资好的，就静坐打禅、阅经，通过文化心智去松缓你的脉象，达到减少痛苦的效果。

这两条路子都非常重要，我们讲学、读书、抄经，是走这个心身路子，习劳、习武、铺石头、扫地、锻炼，是走这身心路子。

这个阳陵泉，它还有降血压的效果，可以缓解血压偏高。

阳陵泉还可以缓解打针造成的臀部肌肉麻痹。

阳陵泉是胆经的合穴，邪在腑，取之合，胆腑的系列病，就找它。

其实呢，阳陵泉最重要的是这句话，举足不能起，坐卧似衰翁。

带有衰老气象的，我们就通过阳陵泉主生发。

阳陵泉主生发，你们记住这句口诀，它适合一切人。

它不是简单的治病穴，是保健要穴，是长生耐老，延年续命，鹤发童颜，轻身抗衰的要穴。

所以中医研究抗衰老穴位，这绝对是一个非常大的板块。

皮衰老的，找列缺。

肉衰老的，找足三里。

筋衰老的，找阳陵泉。

脉衰老的，血脉枯荣，找太渊。

骨衰老的，找大杼。

骨髓衰老的，找绝骨。

所以穴位居然有这个效果，集诊断、预防、保健跟治病，众功能于一体。

小贴士

阳陵泉

【定位】胫骨小头前下方凹陷处。

【功能】清肝利胆，舒筋活络。

【主治】半身不遂，下肢痿痹，麻木，脚气，胆腑病，胁痛，口苦，呕吐，黄疸。

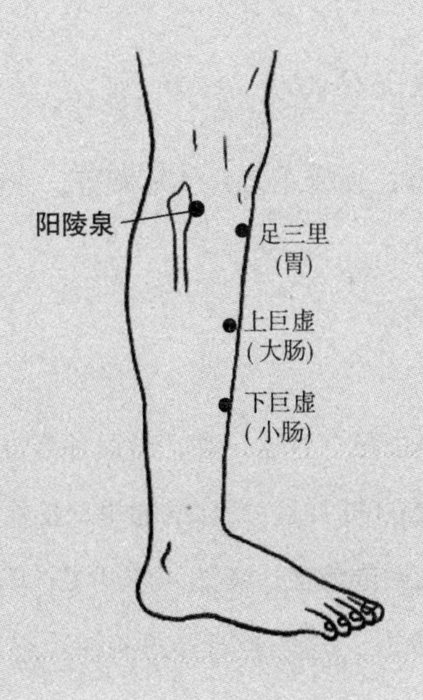

第11讲 通　里

4月27日　五经富刘屋桥

今天是轻松学歌赋《天星十二穴》第11讲了，讲通里。

这个我们《百症赋》讲过。

倦言嗜卧，往通里大钟而明。

精神涣散，三心二意，神疲乏力，气短懒言，你就针通里、大钟，他就会清醒了。

通里属于哪条经？心经。

大钟呢？肾经。

心肾交泰，以心之锤去敲打肾这口钟，做晨钟暮鼓之警。

所以你们尝试金鸡独立的时候，用你的通里，拍你的大钟，你就会发汗，如发蒙，好像自己被湿气困倦蒙住，突然间散开了，阳光普照。

心主神志，肾主精力，这心经肾经敲碰在一起，就能使人神志清明，精力过人。

你看大钟，一般是能量比较足的，才叫大。

通里呢，脑袋里面昏昏沉沉，它能够使人神志清醒。所以这句歌赋怎么解？心肾交泰，如龙归大海，鱼入深渊啊！

心脏就是一条大鱼大龙，时时刻刻都在动，它昏沉了，没力了，要归到肾中去，肾就是充电所。所以劳宫搓涌泉，通里搓大钟，都是很好的消除疲劳的动作，非常重要。

为什么每天都要这么认真，你看这个《修道五十关》，通关文上面有一句话：

人生虽有百年期，寿夭穷通莫预知。

究竟活多长，谁也不敢下定论。

昨日街头犹走马，今朝棺内已眠尸。

无常迅速，生死事大。

孙思邈讲过，他少年读书，日诵千言，尤好释典。

什么是释典？原来当时佛教盛行，释迦牟尼佛的典籍，专门讲这些禅修的，明心见性的学问。

我觉得大师父呢，常常一两个字成就。

印光大师，在自己的卧室里头写一个“死”字，意思就是说，光阴不多，要做最重要的事。

虚云大师，他只留下一个字的遗言，留给后世学子，一个“戒”字。

这些大德师父呢，常常是一言一字一句成就。

如果人能洞晓无常，然后再回归到现实中，那种精进的拼劲，真不是一般人所能想象的。

好，现在我们来看这个通里。

通里腕侧后，去腕一寸中。

通里在哪里？手腕侧面，离手腕一寸。哪条经？心经。

我们讲过，凡是腕周围的穴位，它有什么作用？主体重节痛，输穴所在。

身体困重，你只需将活络油点在手腕和脚踝周围就不困重了。我们以前跟传统功夫师父练功，我们不是手打伤了才去涂药酒的，我们是开始打拳的时候，分半瓶盖药酒，用5分钟擦手腕，再擦脚踝，擦完以后再去练功。出拳的速度呢，比平常要快，要迅猛，觉得这手上的阻力好小。

它的理论依据师父没有讲，后来我读了经络穴道才知道，假如你只有这一点点药酒，你就上这腕部，因为人体的输穴在这里，输主体重节痛，它是恢复年轻的穴。

体重，是一个病名，是指身体困重。张仲景《伤寒论》讲过，凡是伤寒，万病初起，都有一个体重过程，现在讲就是疲劳、疲惫，你只要转变为轻身，身体就会往好方面走了。

我们十二经十二输穴，在腕踝的，都是专门克制体重的。

节痛是什么？关节痛。百种关节痛呢，你就去弄这手腕，输穴，在神门、少府、灵道、通里周围上药酒。由于它们在心经上，诸痛痒疮皆属于心，疼痛就弄心经，如果疼痛再加困重呢，那就弄这个腕横纹，心经靠腕这边的穴位，治上下痛的都很管用。

有一位老阿婆白天走不动，晚上筋骨痛，辗转反侧，睡不着觉，问该怎么办？

我说，痛肯定是找心经了，晚上睡不着觉，也是这个心经。身体呢，白天走不动，困重，输主体重节痛，全部在这一排，所以从这个去腕一寸这里呢，拿一个夹子夹上去，再夹第二个，第三个，整条心经都夹一夹，当天晚上睡得呼呼入梦。

第二天醒来呢，大步出来买菜了。

所以想睡得沉，痛苦减少，身体轻快，就找这条灵道神门线。

灵道通里阴郄邃，神门少府少冲寻。

灵道、通里、阴郄、神门，这四个穴就一寸左右这么长，全在手腕这里。

这一条，太重要了，如果只有一滴药酒，就点这里，点下去，用凤头自己来刮，一刮通，就不会有心脏问题。

通里是什么穴？特定穴。你们没有背这个特定穴歌赋，但是我们要注解这个特定穴。

有哪些特定穴，你们总结一下？

有原穴、郄穴、络穴，通里是什么穴？络穴。

还有八脉交会穴，八会穴，四总穴。还有呢？募穴，募穴可以治六腑病，降浊的。

还有什么穴？下合穴，六腑的大问题，都可以在下合穴找到答案出路。

还有什么穴？五输穴，五输穴它是一个表，可以独立成一篇注疏，专论五输穴。五输穴很重要，你即使什么穴都抛开，就五输穴不要丢掉。

你们可以看《针灸经络腧穴歌诀》这本书，书里面有十几类类似的要穴，像十三鬼穴，也算一个类别，有十六郄穴，八会穴，八脉交会穴，募穴，络穴，等等，还有这个海穴。

你们知道什么叫海穴吗？气海，血海，髓海，还有这个仓廪之海，中脘。四大海一弄懂了，你治病就很有能量，就是说没能量的时候到海中去取。

好，继续讲通里，它是络穴，络穴的特点是什么？联络表里。

如果肢节有问题，一般找原穴、络穴，原、络一配就通了，心包经的原穴、络穴是什么？阴经以输为原：

> 九穴心包手厥阴，天池天泉曲泽深。
> 郄门间使内关对，大陵劳宫中冲侵。

对，大陵，如果把大陵再配心经的络穴通里，可治疗手上一切痹痛。

你只要说手内侧痹痛，就这个大陵配合通里，它们就可以治疗一切痛上到手上来。

我以前听说过一个故事。

有一名道医，他天天都练这个手，他的手可以掰过来，90°，正直的，他说他走夜路呢，什么问题都没有，只要他一伸手，整条路都开通开来了。

这招叫什么？他说这招叫五雷掌。

它非常厉害，为什么？大陵它是什么？十三鬼穴的鬼心，这一招出去呢，鬼都心惊胆战的。

但他说练五雷掌的前提是这手一定要压成直角，这个力就会直接贯通，一定是立掌。

所以中华练武术全部都是立掌的，踢腿，因为人的阴经容易堵塞，这一招一立掌，阴经就全通开来了。

阳经嘛，阳经在外面，经常磕磕碰碰，晒太阳，很通畅的，所以我们拍掌，要多拍阴经，阴经要拍八分，阳经只要拍两分就够了。

最容易堵塞的就是阴疙瘩，拐角，桌底下，床缝隙，所以我们一招呢，拉伸这个大陵，这经脉就全通开来了，这心经心的气就出去了。

欲言声不出，就是得了风寒感冒后，声音讲不出，一针通里，针还没出，就能讲话了。

懊憹及怔忡。

懊憹是什么？栀子豉汤，它的条文怎么背？心烦懊憹，栀子豉汤主之。

就是说这心里头老毛毛糙糙的，静不下来，这属于哪种类型人？躁人。

《修道五十关》你们要好好看，书里有一个粗躁关、暴躁关必须要过。躁人是福气很浅薄的。

小儿多动症，躁症，这叫懊憹，无事常生烦恼，懊恼。七种过恶深重之象，懊恼排第二啊。

这个无事常生烦恼，我们中医就用栀子豉汤。所以你看到一个人焦虑紧张不安，好像人要逮捕他一样，整天心里头都是事情，我们就叫他用镊子夹通里，通里主懊憹嘛，通里就是相当于栀子豉汤。

像我们解关元的时候，它又叫元关，很多穴位是反过来的，顺则烦，逆则仙，只在其中颠倒颠。

通里呢，它反过来是什么？里通。

看到没有，心经里面有很多络脉，它掌管络脉，络穴掌管心里包的那些像绳索一样的，所有的络。

里通就是它可以通心脏本身的血管周围。

所以你平时拍掌学穴位，要通里拍什么？拍劳宫。并不总是劳宫对劳宫拍，拍久了会耐受的，那我们就换一下，通里拍劳宫。

劳宫呢，人就不疲劳，通里呢，人就不懊恼。

一个人既不疲劳，又不懊恼，多逍遥啊！

怔忡，惊悸怔忡，心好像要跳出胸口，我们如何安它？通里，它就有助于减缓心率。

通里治懊恼就相当于栀子淡豆豉汤，如果它治怔忡，它相当于酸枣仁汤，相当于朱砂安神丸、归脾汤，归脾汤专归心脾，可以养足心脾气血。

使用通里这个穴道，要分虚实，切脉，脉象有力的为实证，无力的为虚证。

实则四肢重，头腮面颊肿。

心主火，心其华在面，所以头面红肿，通里疏泄一下。

我们刚才讲了，因为通里靠近神门这条腕横纹，凡靠近腕横纹周围的穴位，都可以主治体重节痛，所以你若实在找不到通里，也找不到大陵，找不到原穴，找不到输穴，不要紧，你就找腕横纹，腕关节，在这周围上些药酒，或者平时多去戳它，昏昏沉沉就很精神了。

虚则不能食，为什么取通里？心经它怎么主消化？

因为通里是络穴，络向其他经络的，有助于心火下达小肠，有助于心气贯通到心包、三焦，跟心相连接的所有脏腑都是络穴在联络。

所以治疗心悸怔忡；心跟小肠相表里，小肠不通，也可以拍通里，通里配合支沟、照海，是通便秘的。肺跟心相络属，所以咳嗽也可以弄通里。

总之，心、肝、脾、肺、肾、大肠、小肠、胃、胆、膀胱，这些脏腑出的所有问题，通里都可以搞定。

所以平时老师叫你们做腕卧撑、拳卧撑，就是让你把力量都集中在通里这条线上，使身体里头经脉全部通开来。

为什么力量要集中在这里？老师跟你讲，国外研究发现，鲨鱼是不得癌症的，所以他们觉得吃鲨鱼油应该也不得癌症，但实际上吃了鲨鱼油，照样得癌症。

为什么呢？因为他们没有研究鲨鱼的生活习性。我觉得长寿应该是一种活法，而不是简单的吃法，吃法只是长寿的一个小环节。

你看鲨鱼生活在哪里？深海。深海有什么特点？压力大。所以鲨鱼每天都在负重，它的鳍很大力，不然划不动，身体肌肤也很硬，有强大的撞击对抗能力。所以鲨鱼的哪个穴位很通畅？通里。因为鲨鱼的鳍就是它的通里。

负重乃是克癌之王，我觉得这是鲨鱼不得癌症的一个重要的原因。

我们开穴道，你们很多人不懂，老师就一个风头再加一个通里，就可以让你心脏免搭桥。

使劲地用这个力量贯穿下去，每天增加一点力量，加到后面，身体的经脉全部扩展开来，那些脏腑脉壁的垢积纷纷脱落，代谢走了。

所以老师就想到负重练习，压力大的部位练出来的臂力跟经络会非常通畅。所以这人真的需要负重而行，这是身体健壮的需要，健壮者都会选择负重，不论是负时代使命，还是体格上面的劳力活和劳苦活。

虚则不能食。

人心脏虚了，饭都吃不了，你看鲨鱼一负重以后，这个心脏太强大了，什么东西吃下去都消化掉。

暴喑面无容。

突然间音声就哑了，病变于音声取什么穴？经穴。

心经的经穴是哪里？灵道，灵道跟通里挨在一起，灵道就是非常灵活的道路，让道路恢复灵活，通里呢，让道路非常顺畅，通则灵，它们只是一个分出络穴来，它们两个是可以同用的，所以灵道跟通里主音声病变。

心开窍于舌，所以突然间中风不语，突然间感冒以后失了音声，就用通里。如果脉象没有力，就艾灸，脉象有力，就针刺。

不管有力没力，通里拍打跟按摩都管用。

如果你真的不知道该用针刺还是艾灸，那就按摩吧，按摩是虚实通吃，寒热并调的。

你若实在想懒惰一下，你就按通里、灵道，这两个穴就就可以通你周身之脉络，令十二经络道路都灵活。

面无容这三个字太厉害了。

智者解一句便晓无量义，愚者解百句都不知其中理。

面无容，就是说脸上没有表情了。一般有哪几种类型的人，脸上没有表情？抑郁的、别人欠你钱的、憔悴、忧郁，还有就是心气虚，疲劳。

你看，入门休问枯荣事，观看容颜便得知。

暴喑面无容，话都讲不出来，像闷葫芦，一人向隅，满堂不乐。

所以这个面无容，你平时就做通里操，拍打通里。

如果拍打内关就更厉害了，通里跟内关是近义词的。

穴道里面有近义词的，如通里、灵道、内关。内关是什么？就是说里面的关给你打开来了。

里就通内，通就是关，有关才要通开，所以通关通关，就是这样来的。

这个脸上没有笑容，没有好表情，就要拍这个通里穴。

毫针微微刺，方信有神功啊！

这个毫针刺下去，才知道，啊，这个效果这么好。

通里是非常好的穴位。

我们再来看一下，《针灸大成》上面讲，通里主暴喑不言，灵道主不言暴喑。就是说，通里跟灵道都可以主讲话不好。

所以你家里假如有老人中风以后，说话噜噜噜，讲不清，我们只需让患者拿拍打棒拍打手腕周围，通里、大陵、神门、内关这些穴位，你会发现音声一天比一天亮，半个月，讲话音声就清晰了。为什么呢？这腕周围，相当于人体的什么？人体脖子，脖子就是藏传佛教讲三脉七轮的哪个轮？喉轮。当然还需配合补阳还五汤，恢复他的体力。

如果从整个手臂来看，大陵就相当于口腔，不断地往下吞东西，一吞就吞到内关下去了，里面。

所以有些食道癌患者，东西老咽不下，你就要弄他的大陵，再弄他的通里，再弄他的内关，东西就往下吞。

总而言之，就是这腕关节太重要了。高血压搓腕关节，血压平均要掉下10到20mmHg，本来150mmHg的，勤搓腕，勤拍打，根本不需要碰降压药，180mmHg的，别人要吃两片药，你吃半片就够了，加通里和大陵。

《百症赋》讲，倦言嗜卧，往通里、大钟而明。

刚才讲了，不想讲话，不想起来，不能起来，都是通里、大钟。嗜卧是什么？很喜欢卧，衰老之象，气达不到脚，而我们铺石头，就是气往通里、大钟而明。

你看一蹲下去，力全压在大钟，手不断地拿石头，很快速，通里就开了，所以往通里大钟而明，一个铺石头就出来了。

拿破仑说，在我的字典里，没有一个难字。在我们学医人的字典里应该没有困倦二字，我们学好经络，把奇经八脉打通，就没有一个困字。

为什么？困就是木框在里面了，通里，就是让里面的木气能够通疏达出来。

《针灸大成》讲，通里主目眩头痛，主热病不乐。这人不快乐，通里配膻中，主这个不乐，目眩头痛呢？通里要配列缺，心肺的络穴。

《玉龙赋》上讲，通里疗心惊而即瘥。

你受到一些惊吓，惊得饭都吃不下，你就拍通里，慢慢地就会回神，神就会回来。

这孩子呢，受惊了，那魂好像散了一样，其实就是神不聚，只要按或者拿热鸡蛋去揉通里，叫他的名字，神就会回来。

民间他就用魂来解释，魂飞魄散了，中医里就是神心不聚，不凝聚了。

《针灸大成》又讲，劳宫、通里、大陵、膻中，主痰热结胸。

痰热结在胸中，如打呼噜，膻中就喜乐，大陵乃鬼心，通里乃络穴，劳宫是什么穴？心包经的荥穴。大陵劳宫中冲寻嘛，劳宫排第二，荥主身热，有痰就寻丰隆，有热呢，有热要弄劳宫。

我们劳宫拍丰隆，就是去痰热，丰隆很丰厚，就是肥油，劳宫呢，劳宫就是心包经的荥穴，荥主身热，所以你一摸掌心热热的，赶紧拍掌，啪啪啪，热就疏泄出去了。

所以你们要不上火，想治扁桃体炎的，中医就一招，练立掌，五雷掌，立掌出去，下下都是立掌，这是咏春的绝学。

第二个你得要会学跺脚金刚腿，练会了脚跟力，掌根力也变大，这是绝对的。

脚跟掌根就是生命之根。

我们大三的时候开始学临床，开始分析医案，老师说，你们一定要读“五大医话”，因为古医话你读不懂，现代很多报道呢，又太散乱了，唯独这“五大医话”，是介于古今之间的桥梁医话，图书馆每一本医话都有几十本，全部被我们学院两百多人全部借完。

结果呢，你有时候一个星期，才能轮到一本，我一拿到一本呢，我就抄，全部被我抄完。

那里面有一句话：

四肢乃诸阳之本。

这句话呢，就是练这个掌根力、脚跟力的最好注脚。

而五脏才是本，怎么四肢是本，你会不会本末倒置？我当时很疑惑。

后来猛然一想呢，人像植物一样，植物的本在哪里？在根，叫根本。那么人呱呱坠地的时候呢，在一岁之前，在地上爬，爬的时候，什么是他的根？手跟脚是他的根。

所以为什么越爬行，手根系越发达，脏腑就越好，脏腑越好，它提供给手的气血就越多，所以它们应该是互为根本的。

脏腑乃是气血之根。

四肢乃是脏腑之根。

为什么？提供力量的根，互为根本，后来我这样悟通的。

所以悟通这个道理，原来桂枝汤，外证它可以让四肢有力，内证可以让脏腑给力，脏腑强大。

内证得之化气调阴阳。

外证得之解肌和营卫。

《针灸神书》上讲，

连日虚烦面红妆，心中怒发亦难当。

心中忿怒了，谁都挡不了你，你这时怎么办？

通里奇穴如寻得，金针一试便安康。

现代医学表明，通里穴对暴喑言语功能不利效果明显。对言语失音，能够提高语言沟通能力。

没有中风，但你想提高你的沟通能力吗？你想提高你的表达能力吗？你想提高你的音声清晰度吗？那就按通里吧！

这个就是通里，你们要非常感谢林时贤，她做注疏工作做得很好哦。

一旦有这些注疏背后工作做得好的时候，我讲课从早讲到晚都不会停。

拿破仑字典里没有一个难字，这个我是不敢讲，但这困字我是敢讲的，因为一旦稍微有一点困，我们就懂得悬梁刺股，懂得按穴位。

当时苏秦悬梁刺股的时候，他还不懂按穴位，如果他懂按穴位，不需要刺，直接拿牙签刺通里就行了。

你把牙签，7 根或者 12 根，用橡皮筋一绑，刺通里，比梅花针还管用，再刺大钟，整天昏昏沉沉的，15 分钟就搞定了。

小贴士

通里穴

【**定位**】在尺侧腕屈肌腱的桡侧缘，腕横纹上一寸处。

【**功能**】活络开音，养血安神。

【**主治**】暴喑，舌强不语，咽喉肿痛，心悸，怔忡，目眩，腕臂痛。

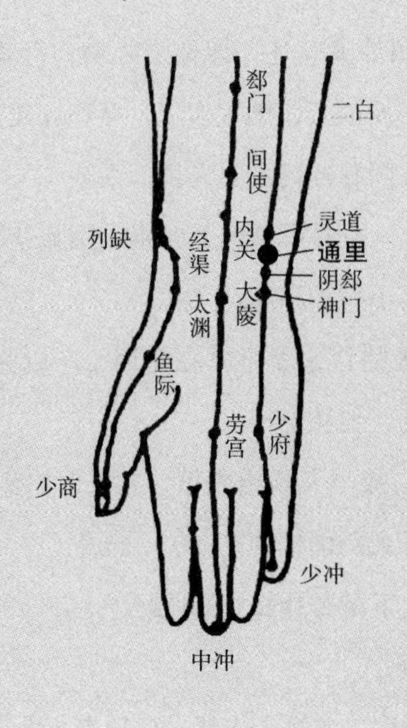

第12讲 列 缺

4月28日 五经富刘屋桥

今天是轻松学歌赋《天星十二穴》第12讲了，十二穴中最后一个穴，这一讲讲究就画一个圆满句号了。

11天前才开讲，今天就结束了，速度很快。

学习也是，要学习不停止。

不中断是有成之路，能耐烦乃收获之方。

我们做定课，每天四件事著述，课徒，练功，行医，老师认为，这四件事以外呢，其他事情都不要碰了，顾太多了，会顾此失彼。

接下来，看这个手太阴肺经的重要穴位，列缺。

列缺在哪里？腕侧上。它在哪条经上？手太阴肺经。

肺主皮毛，所以皮毛小疾拍肺经。

肺主气司呼吸，呼吸的往来就是肺在作用，所以胸闷、气促、咳嗽，总之跟这个呼吸之气相关的，要找肺经。

列缺是肺经的络穴，肺与大肠相表里，它能联络到大肠，所以刺激列缺穴有助于肠蠕动，有助于大肠的排便。

肺为水之上源，水之下游是什么？膀胱。

所以肺与膀胱相别通。

这个理论太重要了，你去看这个古籍，列缺有一个重要作用，主治遗尿，小便不通，小便不利，前列腺炎。

列缺为啥主这个呢?

你要将生僻的功效功用挖出来，常规的，像皮肤病，这个谁都知道，肺主皮毛嘛，感冒鼻塞，列缺都可以用。

列缺是什么? 闪电。

你看这个天一片昏沉阴霾，它一道闪电霹雳下来，它就开了。

所以痰浊壅在肺，列缺就可以开肺的。

好像阴霾一样，你出太阳没有用，必须要不断下雨，这些阴霾下干净了，这天就晴了。

有一个痰浊很多的患者，老治不好，小便又涩痛。

医生给他吃通宣理肺丸，吃完药以后，他觉得痰没有往上面走，往下面走了，好像掉到肚子里去了。

理论是什么?

大气一转，病邪乃散。

肺跟膀胱相别通，这水热就移到膀胱，往下一排，好像阴霾碰到打雷闪电，再来一场倾盆大雨，最后所有的雾霾都冲到沟渠里，流走，天上地下，一干二净，如雨后一尘不染的天空一样。

所以列缺是行云布雨之象，我们看《西游记》的时候，这个电母，跟风神，还有雷神，他们齐聚在一起呢，敲击，然后在天空里闪电，打雷，最后再放风，一吹呢，等下就下大雨了。

列缺这个穴位就是电神，偏历是雷神，丰隆那雷就往下走了。

所以列缺、偏历、丰隆，这几个穴位打完以后呢，他明显会感到水气往下走，尿黄赤会变得清晰，口干会变得甜润，眼目干涩呢，好像天旱一样，就请这个电神、风神、雷母过来，像这个风门、风市都是风神，列缺、偏历跟丰隆是电神、雷神。所以这些穴位在身体有行云布雨之功。

主治什么？主治满身污浊，脏腑干涸，消渴，缺乏津液，咽干口燥，皮肤枯槁，毛发不荣，筋骨失润。

像老年人手打不开，腕关节炎就选列缺。

列缺怎么取？侧指手交叉，虎口相咬，第二指尽端处有一个骨缝隙，就是列缺。

穴位一般在骨与骨、骨与筋，或者筋与筋之间的缝隙。

你看腕关节炎、肌腱炎，在列缺这里贴风湿膏，这个穴位按下去，你再去压这个手掌，压鹅掌，把力运到掌心，运到大陵上面去，它来回转动的幅度就加大。

这个是列缺穴有助于灌溉筋骨。还有一个一般人很少知道的，列缺居然治生殖系统疾病：阴道肿，尿道炎，子宫、卵巢问题，生殖功能障碍。为什么选列缺？

老师是由八会里领悟出来的。人是由五体组成的，最表层的是皮，下一层是肉，再进入是血脉，血脉再进去呢，是筋，筋再下面就是骨。

所以叫皮、肉、脉、筋、骨，你看它讲得多好。人是生于骨的，骨是水，所以最深层次的先壮骨。

骨壮了以后呢，水生木，木就是筋，筋就壮。

木生火，火生脉，你看睡觉了，皮肉筋骨都不动了，可是这脉还在动，它叫火。

火生什么？火生土，你看这火生了这土，只要血脉所过之处，那上部位就长肉。

所以你看一个部位受伤过后，这个部位不断地发炎发红，只要血脉过去了，这个部位就能修复好。

你看这部位老惨白的，难好。糖尿病足，哎呀，病变皮肤不发炎，变成惨白的，烂肉了，最后不断烂进去，腐烂了。

为什么生肌长肉要放点肉桂？你看桂是什么？桂就是火，桂枝嘛，入心，有助于长肉，肉桂善调冷气，肉桂一暖心阳，这肌肉就生长。

所以要多晒天阳，有助于长肉跟伤口的修复。我们治疗一些人疮口溃烂，后期老是修复不好，还有动手术以后的疮疤，及时服用数剂桂枝汤，大疮疤变小疮疤，很快就长好了。

理论依据呢，火生土，心长肉，所以心脏强大的，这个肉修复得好快啊。

你看土又生了金，那么肉生什么？皮。所以以前讲：

损其脾者，饮食不为肌肤。

脾是脾胃的脾，通肌肤皮肤的皮。

你看一个人只要脾胃受损了，就是土受损了，那他的肤色绝对不好。

因为肠胃、脾胃主肌肉，土能生金，脾可以生肺。脸色皮肤是肺之表，所以咳嗽，皮肤皮色老不好的，健脾胃。

古人创词太厉害了，同音必同义啊。

脾，脾胃的脾，通疲劳的疲，再通呢，皮肤的皮。

皮肤差，加疲劳、疲倦，那就是脾胃不好。

我们再来看，金生什么？金生水，所以皮肤生肾。

如果要地下水足，要干什么？要天上下雨，所以一个人肺气不降的，他的肾水很快就枯竭了。

列缺是降肺气的，假如你老是腰酸腰痛腰又弯不下，腰不柔润，水不足，就按列缺。

我们知道降金生水，你不要老是用熟地去补肾水，你要知道用点玄参、麦冬，干什么呢？润肺啊！

肺润了，水津就会往下走，下到肾，不然你只用熟地，杯水车薪，我们客家话叫千勺万勺，不如天顶一落。

你知道站桩的功用吗？其实桩就是降你的列缺。你看手一摆起来，一站桩，气沉丹田就是降心肺于六腑。

所以列缺穴是可以补肾的，从这个角度，列缺怎么主生殖系统疾患？

列缺任脉循肺系。

刚才讲的，肉桂是什么？肉桂足三里嘛。脾肺呢？脾肺就是列缺，为什么？列缺任脉循肺系。

这个列缺主肺系，整个肺系的疾病，列缺都可以参与，因为列缺是络穴，就是说在肺里头联络来来去去的，有死角，肺尖、肺底、肺纵隔啊，总之肺里列缺无处不到。

那任脉在哪里？人体前面正中线。像乌龟一样趴下去，那龟腹就是任脉，龟背就是督脉。

任脉是治阴的，主胞胎，所以一切胞胎生殖问题，列缺都可以主。

列缺在肺，可以主咳嗽，这头项寻列缺，治头项痛，小瞧列缺了。

列缺任脉循肺系，就总结出八大要穴，跟奇经八脉交会，你想一下作用有多大。

光这一句话呢，可以得到很多阐释，不孕不育，子宫肌瘤，卵巢囊肿，崩漏，遗尿。

老师想了很久，终于想明白为什么列缺可以治遗尿，就像通里为什么可以治疗崩漏。

这崩漏已经漏出血来，为什么还要用通里？我们讲三百六十穴的时候，讲到一句话：

叠坝防洪水更高，疏通沟渠不涨潮。

什么意思？比如你去堵这个堤坝，把堤坝越加越高，这堤坝就越来越危险，最后堤坝肯定会崩溃。

所以叫堵不如疏，疏通了中游，下游就不会泛滥成灾。通里穴就可以使心通于小肠，列缺使肺通于大肠跟膀胱，它是通水道的，所以有尿潴留，要插尿管的，尿不够通畅利索的，就按这个列缺，行云布雨，有助于冲刷膀胱。

列缺腕侧上，次指手交叉。

列缺在腕侧，它是阴经的穴位。

中华武术练功的时候，首重于拉阴经，因为阳经本来就是比较通畅的，阴经是比较闭塞的。

我们的手是压不到直角的，所以身体有很多力量发不出来。练武术的人认为只要能够拉筋以后，就可以发筋骨力，你看他们用力的时候，有渗透力。你看有些人按摩，老按不出那效果，因为他力没有渗透，力不够温柔，力不够持久。

所以要起效呢，得有三要：要温柔，要渗透，要持久。

怎么渗透？你要发筋骨力。练习拉筋就可以发筋骨力。

推拿按摩时，你用筋骨力，别人就觉得从里面放松，你用皮肉力，别人只觉得这个手脚皮肉暖暖而已，达不到放松里面的效果。

我们学习穴位呢，不能光听知识讲解跟背诵，要自己练穴力，比如说要练这个列缺力，压掌。

手这样一压，整条肺经都通畅，整条任脉都通畅，任脉就是主生殖发育的，所以老年人压了延年耐老，中年人压了有助于生殖，少年人压了有助于发育。

它的机理就是列缺任脉循肺系。

有些人容易感冒，感冒后要咳嗽好几天都好不了，就在列缺这里拍。有人说我拍了稍好，还不能根治，那你就压列缺，压列缺很重要哦，它可以开任脉。所以你说要打通奇经八脉，怎么打通？奇经八脉最重要的是哪两条脉？任脉、督脉。任脉要打通列缺，督脉呢？要打通后溪。

督脉后溪要侧压，像练跆拳道空手道有一个侧压腿，这是练督脉，通督脉的侧压，如果想要通任脉，就是要练立掌。

用现代的话讲，列缺就是任脉的开关，后溪就是督脉的开关。我们把这个开关修好了，它就可以随时开合任督二脉。

善疗偏头患。

偏头患就是偏头痛，列缺对偏头痛非常管用，尤其是三叉神经痛，那种痛像电击一样，又在偏头的，就阳陵泉配列缺。阳陵泉少阳主偏，列缺可以治闪电电击一样的痛，在列缺这里下一针，就可以制服这种电击一样的头痛。如果是脚坐骨神经痛，那就针阳陵泉。

如果头痛，胸胁也痛，那就列缺跟阳陵泉一起用。

列缺止痛，一般是止头到胸胁，阳陵泉止胸胁到脚的痛，它们两个配合，几乎通治一切神经痛。

神经痛是一种放射痛，神经痛是筋膜在起作用，阳陵泉主筋膜，列缺主这个电击一样的痛，它不单主偏头痛。

遍身风痹麻。

遍身就是从头到脚，整个身体。

风痹麻，比如有老人说，我吹风过后，手好冷好痹，我好怕风啊。

好，用玉屏风散加桂枝汤。

还有些人，看到别人吹空调赶紧闪到一边，用玉屏风散加桂枝汤。

提高这个风的屏障，再加上加强火力，对于火力大的人来说，风就是他的助力，对于火力小的人，风对他就是毁灭性打击。

老年人一般要防风，避风如避矢，这个风像箭一样，你要避开它，不要睡在穿堂风的地方。睡觉以后不要把肩膀露在外面，即使天气热，也要盖一层薄被，因为睡觉的时候，气血全沉到五脏六腑修复，肌表是没有防御的，一阵清风过来，它就钻进去了。对这些骨缝风，我们就按列缺。

用活络油，天天把两边列缺揉红，怕风冷现象没了，鼻塞也好了。

还有肩周痛，这个太简单了，在办公室里都可以保养自己肩周。办公室常伏案工作，肩背颈都很痛，风湿膏一贴列缺，或者这个活络油点下去，反复地揉列缺，肩周就松解开来了。

它还可以治腕关节痛，治整个遍身风痹麻。

痰涎频壅上。

就是痰浊流涎水，频频地往上冲。你看一些老人，中风偏瘫以后，一口接一口痰出来，这痰老是不自觉地从胃里就贯到肺了。

我们拍列缺就可以将肺里的痰送到大肠，因为手太阴肺经下络大肠，环循胃口，上膈属肺，属咽喉。所以幽门狭窄，一定要弄肺经，而且一定要用列缺，这是其他穴取代不了的。

有些人患慢性胃炎，幽门螺杆菌感染，这个是外国研究出来的，我们中医用列缺就搞定了。

所以你只要常搓这手腕列缺，再配合往下按中脘，就像一打雷闪电，这水一冲下去，这些霉菌就像蚂蚁一样，赶紧搬家了，举家搬迁。

就这个小保健动作，你的胃药将大放异彩，凭什么？列缺是肺经的络穴，络穴就是管经络的，肺经的经络它就是下络大肠，还循胃口，上膈属肺。

你看背这些经络的走向多么重要。不要只背经络穴位，不背走向，走向背熟了，走向哪个点出问题了，了然于胸。

像肠梗阻，哎呀，阑尾穴也弄了，加强肠蠕动了，怎么还不行？赶紧弄列缺，一碰上去呢，打雷闪电，水一下去呢，这些脏垢都冲走了。

你看，列缺像什么？它在天空，它就像马桶上面的那个按钮，一按下去，那水轰隆隆，就下来了。

这水一冲下去，就可以洁净六腑，可以洗润沟渠，所以这个痰涎从胃里翻到肺，按列缺可以令肺下络大肠，就把肺里的痰送到大肠去了。

老师前面讲过，有一种椰子蟹，专门爬到十几米高的椰子树上偷吃椰子，两个大钳子一掐下去，一开，那椰子就打开来，它就喝里面的水。这招叫什么？

开列缺。

所以它的列缺力很大，它可以开山裂石，所以你们要锻炼功夫太简单了，老师可以让你们功夫很高强，做两种动作，一种呢，就是拿两根绳子，练这个螃蟹抓，拉伸胸大肌跟背阔肌，把列缺跟合谷拉开来。

所以开列缺的巨大好处就是，碰到一些结块，它可以崩碎的，像这个椰子蟹开椰子，椰子壳那么硬，因为它列缺跟合谷力很大，一下就开了。

为什么四总穴里头，合谷跟列缺占据重要位置，它就是主这个开的，开破的，所以我们身体，凡是坚硬的结石，还有肌瘤、脂肪瘤，还有这些痰块、瘰疬，耳后有硬结，老觉得不舒服，你就拍这个列缺，再喝点蜂蜜水，随即就软下去。

这列缺，可将这顽积，像打呼噜，梅核气，阻结在咽喉的，让它裂开来，让这些肿瘤癌包块开一个裂口，开裂，就好办了。

列缺穴主皮毛，还主什么？主癌瘤表面的一层包皮，列缺可以将这一层包皮撕裂开来，我们人体正气一进去，就将它瓦解吞噬了。

癌瘤细胞自己生长的时候是有保护膜的，当我们拍列缺的时候，神经就会不断地放电去冲击它，这个现代研究叫冲击疗法。冲击疗法最厉害的就是列缺跟丰隆穴——脚上拍丰隆，手上拍列缺。

就像一打闪电，这山它就会慢慢化开来。

还有腰椎间盘突出，那不是骨垢嘛，破坚破包块，从这个角度看，列缺居然是克包奇穴，破坚要点，破这些坚固的，非常重要的点。

痰涎频壅上，频频往这咽喉上阻，所以抽烟以后老清嗓子的，痰吐不干净的，不要紧，你就拿一把牙签用橡皮筋绑好了，经常戳这个列缺穴，清嗓子、咽喉干痒痛的现象就会好很多。

凭什么？因为列缺属肺经的络穴，肺经又络于鼻子，开窍于鼻跟咽喉。

所以有些人有鼻息肉，息肉就是一块像石头一样的顽石，顽肉，死肉，列缺就可以轰开它，所以列缺相当于鼻三药，专门开鼻窍的。

口噤不开牙。

看到没有，这个中风偏瘫以后呢，嘴巴都张不开，要进食都很难，列缺，可以弄一个缺口开来。

不是说面口合谷收吗？我跟你讲，如果流口水，你就要弄合谷，如果口张不开，你就要弄列缺，弄一个缺口。

若能明补泻，应手即如拿。

你若明白里面的补泻之道，你去治疗疾病就非常轻松了。

什么时候要用补法？脉无力就要用补法。

什么时候用泻法？脉有力，实证用泻法。

我们看这个《针灸大成》讲：

气刺两乳求太渊。

未应之时寻列缺。

两边乳房刺痛，你就求太渊，如果还没好，就要找列缺来配对。

列缺头痛及偏正，不管是正头痛还是偏头痛，重泻太渊无不应。

太渊跟列缺，它们一个是脉会，一个是皮会。所有皮肤病找列缺，所有脉病，脉管病、脉管炎、脉道不通，痛症找太渊。

像头痛，你看他是痛了3天还是3个月。

3天，列缺，痛在皮表嘛。

3个月了，痛入骨髓，那列缺再配骨会大杼，髓会绝骨，就不一样了，病之浅深层次不一样。

头痛，劳累的时候加重，我们要配什么？肉桂，足三里，太溪。

如果生气紧张的时候加重，我们配什么？太冲或者太渊。脉会太渊嘛，一紧张，这脉就拘急扭曲了，它就不通了。

古代称雷电之神为列缺，雷电在大气中有通上彻下的作用，所以列缺是通上彻下的。

人巅顶有阴沉郁闷痛的时候，它会头重目眩，头很困重，目很眩，刺列缺穴，可以令头目清爽，犹如霹雳行空，阴霾消散，则天朗气清啊。

这句话讲得太好了。

霹雳行空，阴霾消散。

比如有人觉得最近呼吸不利索，好像心脏病、心绞痛要发作一样，就多拍列缺，晚上睡觉的时候，用风湿膏贴在列缺穴上。

中医叫经络相连，列缺通上彻下，它可以络肺连心，贴完以后，这个心胸好像有扫把扫净地面一样，这闷钝痛全部消失。

所以本穴有雷电之神之称，名为列缺，中医取象将胸部比喻成天之太空，它喜欢清明跟凉爽，如果雾霾弥漫，满天灰尘，就会非常不舒服，这时碰到霹雳经天，雨过天晴，云收雾敛，那么沟渠通畅，心胸如洗啊！

所以列缺是洗心肺的要穴。

列缺配太渊，它就是洗心肺二穴，《针灸大成》讲的。

心肺有病，鼻为之不利。

鼻塞啊，心肺闷钝，列缺配太渊。

我们再看这个列缺的注疏。

你们看，列缺穴，它对感冒外感有功，发热恶寒有奇效，咳嗽、支气管炎、哮喘，非常好用，口眼㖞斜能治，这个中风偏瘫后遗症，神经传导问题，喘不过气了，遍身风痹麻，手指感觉不灵敏了，列缺可以让人的感觉系统变灵敏。

我们知道，中风呢，它有五种先兆，叫风信儿，就说风来报信了，只要出现这五种征兆，你要赶紧下手。慢一点呢，就中风了。

第一是什么？拿不住东西。筷子、碗掉地上，不是掉一两次，而是十次八次的，要赶紧送医院，或者找医生将这些脉道针通。

第二呢，就是手莫名其妙不听指挥在抖，老是抖，台风要来了，大风啊。

古籍讲，飓风起于萍末，那浮萍末梢老是抖个不停了，风就过来了。

所以我们要练金鸡独立，可定风。

第三个现象呢？讲话音声不清。音声出于舌头，属于心所管，痰迷心窍了，对言语失去控制，音声就会不清晰了。

这时内关穴就派上大用场了，开内关，开合谷，开太冲，把这些痰都开出去。

第四就是舌头变歪了，讲话漏风。

第五呢？就是鼻唇沟变浅，或者手脚发麻了。鼻唇沟深的，气脉比较通畅，藏精血足。

所以这五种征兆你把握好了，一出现这五种征兆，尽早重视，中医叫做治未病。善治者治皮毛，善治者用列缺，列缺就是治小病的，让小病不会发展成大病。

你说，中医治小病。

是啊，我让小病不发展成大病，所以比治人病更厉害。你说让人不得癌厉害，还是得癌以后拼命把他治好厉害？当然是让一个人不得癌厉害了。

你说让一个人上火以后拼命吃消炎药把火退下去，还是牙一旦酸胀的时候，一旦肿的时候，赶紧搓列缺，跟按合谷，让他不上火更厉害？

不战而屈人之兵，谓之善战也。

你不通过短兵交接，却能把病治好，这是善治病的人。

你看四总穴，列缺是排第一的，足三里，还有委中，都排在后面。善治者治皮毛，皮毛就列缺。

其次治什么？治肌肉，肌肉就是合谷。

接着治什么？治血脉，病已经到血脉了，血脉就是太渊。

然后呢？然后就是治筋，筋就是阳陵泉。

最后呢？最后就是病入骨髓，骨就是大杼，髓就是绝骨。

所以平时没事多拍列缺，可以化小病于无形，等得了大病，就要弄绝骨、悬钟，要弄这个足三里跟大杼。

所以只需要记住这几大要穴，你就成功了。中医治病呢，新病跟久病，初起跟久患的，你就都通了。

小贴士

列 缺

【定位】桡骨茎突上方，腕横纹 1.5 寸，或两手虎口交叉，一手食指按在桡骨茎突上，指尖下凹是穴。

【功能】宣肺疏风，通调任脉。

【主治】头痛，项强，咳喘，瘾疹，咽肿痛，口眼㖞斜，齿痛，腕痛无力，遗溺，尿血，阴中痛。

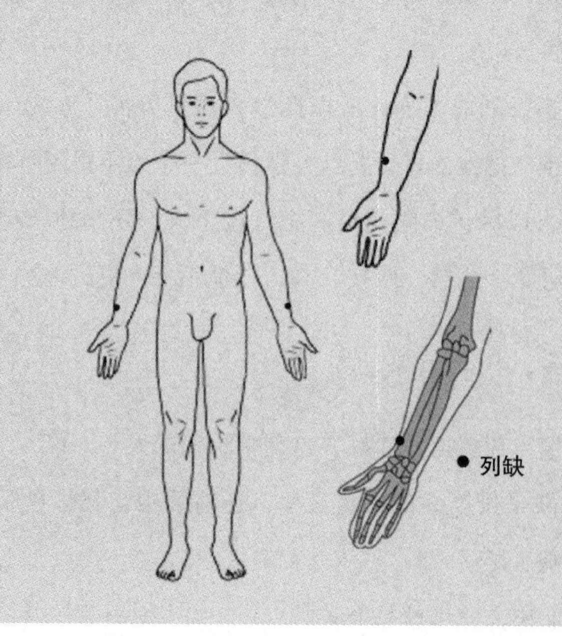

附录一 天星十二穴注疏

马丹阳天星十二穴治杂病歌浅解

马丹阳简介

马丹阳（公元 1123—1183 年），金道士，道教全真道北七真之一，全真道遇仙派的创立者。初名从义，字宜甫，更名钰，字玄宝，号丹阳子，宋陕西扶风人。后迁往山东登州宁海县（今山东牟平）。家富，号“马半州”。

马丹阳幼即能诗，曾诵《乘云驾鹤诗》，众人奇之。金天会年间中进士，被派往本军（军为行政设置，相当于市、县）做官，掌管吏、户、礼、兵、刑、工等各项工作。丹阳虽登第，却不乐仕进，以浮沉浊世为耻，雅志抱元守一，冀有所遇。每浪饮之时，常说“醉中却有那人扶”。金世宗大定七年（公元 1167 年），得遇全真道祖师王重阳，对他说：“不远千里，来扶醉人。”马丹阳恍然大悟，与妻孙氏同拜王重阳为师，抛家于昆嵛山中修炼。

大定年间师父王重阳仙逝以后，马丹阳守墓 3 年，继续闭关修炼。后来道成东归路经福山芝阳山，选中南山一峰下的芝阳洞，四周修筑围墙作为修炼道场，为“北七真”之一。元世祖至元六年（公元 1269）赠为“丹阳抱一无为真人”，世称“丹阳真人”。以修炼、传承他的教理、思想为主的门人派别称为全真遇仙派，简称遇仙派。

马丹阳曾长期寓居河南汝州北街。他精通医术，尤以针灸医技享有盛誉。

昔时，马丹阳在汝州行医时，有一少妇猝死于路上，丹阳一见，急俯身口对口吮吸。路人以为轻薄，少顷，丹阳吐出吮吸痰，少妇立时苏醒，观者才解除误会，齐称神奇。马丹阳死后，群众在他的行医处修建一座丹阳观以作纪念，那条街因此称为丹阳观街，今为丹阳东路。

其所创“马丹阳十二神针”甚为有名。明代中医大家杨继洲，在其所著《针灸大成》中载有《马丹阳天星十二穴治杂病歌》，又名《天星十二神针法》，言其疗效“治病如神灵，浑如汤泼雪”，最后并说此针的传授原则：“北斗降真机，金锁教开彻，至人可传授，匪人莫浪说”。

可见此天星十二穴，在针灸界之地位非同凡响，是针灸入门捷径中的捷径。

原文注解

三里内庭穴，曲池合谷接，
委中配承山，太冲昆仑穴，
环跳并阳陵，通里并列缺。

马丹阳天星十二穴，分别为足阳明胃经的足三里穴、内庭穴；手阳明大肠经的曲池穴、合谷穴；足太阳膀胱经的委中穴、承山穴；足厥阴肝经的太冲穴；足太阳膀胱经的昆仑穴；足少阳胆经的环跳穴、阳陵泉穴；手少阴心经的通里穴；手太阴肺经的列缺穴。

合担用法担，合截用法截

合：两个才能合。担，为挑担的意思，古人以经为扁担，意指同一经络取两个穴位。

截：截断。意指两条经络穴位各取穴，合在一起截断且疗愈疾病。如同经方中有“合方治疑难”之说，穴道亦有“合穴治重疾”，即是此理。

三百六十穴，不出十二诀。

纵使人身有三百六十多之穴位，但总离不开这十二句口诀。正所谓得诀归来好读书，得诀归来好习武。

治病如神灵，浑如汤泼雪。

热水泼到雪上，雪立马消融，意指治病快、准、狠。又《内经》所言“拔刺雪污”，即是同理。

北斗降真机，金锁教开彻。

意指天星降临，此赋灵感为天来。将十二穴形容为十二把钥匙，可开锁各种疑难疾病。

至人可传授，匪人莫浪说。

至人，即是仁义之人。意指唯有仁义之人可传，无仁义之人，绝不可轻易传授。

一、足三里

三里膝眼下，三寸两筋间。

膝眼周围有阳陵泉、足三里、胆囊穴、阑尾穴。针刺足三里，可加强胃、胆囊的蠕动力，治疗胆结石、胃息肉、慢性阑尾炎等。重要的穴位在筋与筋之间，藏在缝里。

能通心腹胀，善治胃中寒。

胃中寒，表现为口泛清水。而诸症水液澄澈清冷，皆属于寒。因而得知，流的眼泪为清，鼻涕为清，口水为清，白带为清等，皆可艾灸足三里。

案例：患者耳朵流脓水，水为清澈。流了两个多月之久，艾灸足三里，收水便好。因脾虚则九窍不利，足三里是土经土穴，能治水。

肠鸣并腹泻，腿肿膝胻酸。

足三里是胃经合穴，合主逆气而泄。出门在外，容易水土不服。足三里相当于藿香正气口服液，专治水土不服引起的上吐下泻。腿肿，走路膝盖酸，主治膝关节退行性病变。

伤寒羸瘦损，气蛊及诸般。

容易受风感冒，身体比较瘦弱虚损。足三里为万能补益穴，专治五劳七伤，腹满不能饮食。蛊：虫在器皿里头。生水误饮，饮食不节，腹中消化不良，水分不可以排泄，如肝硬化腹水，取足三里，即是木克土之理。

年过三旬后，针灸眼便宽。

三旬过后，有衰老的迹象，眼开始花，常按足三里，可使眼睛明亮，手灵活，四肢矫健。

取穴当审的，八分三壮安。

审的，一语中的。意指选穴要精准，刺络有深度，力量要渗透。

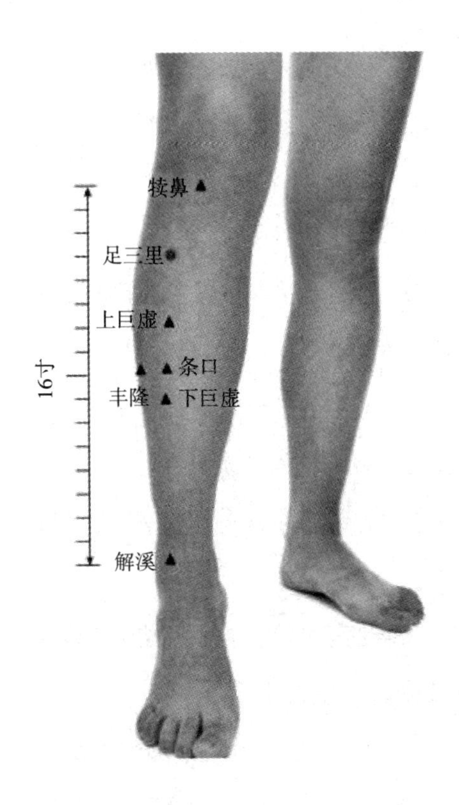

【注解】

别名：下凌穴。

特效穴：足阳明胃经下合穴，四总穴之一。

定位：膝下三寸，犊鼻下三寸。

穴解：此穴定位于膝下三寸，统治腹部上、中、下三部，“里”字含宽广之意。古代“井田制”九百亩为一方里，故以足三里寓其治病范围广泛。

功用：调理脾胃，补中益气，扶正祛邪。

主治：胃肠病症、下肢痿症、神志病、外科疾患、虚劳症。

文献记载：

1.《四总穴》歌曰：“肚腹三里留”。

2.《千金翼方》认为足三里：主腹中寒、胀满、腹中雷鸣。

3.《针灸大成》又云其：主胃中寒，大便不通。

4.《灵枢·回时气篇》：着痹不去，久寒不已，卒取三里。

5.《针灸大成·治症总要》：但未中风时，一两个月前或三四个月前，不时足胫上酸重麻，良久方解，此将中风之候也，便宜急灸三里、绝骨四处，各三壮。

6.《医宗金鉴·三里发》：“三里发肿牛眼形，膝眼之下冷痛凝，劳力伤筋兼胃热，肿色青黑紫血脓。”

7.《外台名堂》云：凡人年三十以上，若不灸三里，令气上眼暗，所以三里下气。三里乃年过三十后眼花的艾灸要穴。

8. 华佗用足三里疗“五劳羸瘦，七伤虚乏”，南北朝时刘宋医家秦承祖云其：“诸病皆治”。

9. 民间流传“灸一次足三里等于补一只老母鸡”的说法。

10. 俗语言：若要安，三里常不干。

现代研究：针刺足三里对胃蠕动及分泌的功能有双向调节作用，能使原来处于紧张或收缩亢奋的胃蠕动减弱，也可使胃蠕动加强，胃液分泌增加。

医案：日本《帝国文库》中有一段记载，说元保十五年九月十一日，永代桥的换架竣工仪式上，要推举几位长寿老人从桥上走过，最先走过的是三河水泉村平民百姓满平和其一家三代的六位长寿老人。其中满平 242 岁，满平妻 221 岁，满平子万吉 196 岁，万吉之妻 193 岁，满平孙万藏 151 岁，万藏之妻 138 岁。人们自然十分惊异，纷纷询问“汝家有何术？能长生若是耶？”满平笑而答曰：“惟有祖传三里灸耳”。三里灸，是艾灸的一种，指“足三里”穴位，据记载这种方法是我国唐代著名文化使者鉴真大师东渡后，传给日本人的。

而相传日本德川幕府时代江户有一老寿星名万兵卫虚度 174 岁，其妻 173 岁，其子 153 岁，其孙 105 岁，个个精神矍铄，健步如飞。问其长生之术，答曰：祖传每月初八连续灸足三里穴，始终不渝，仅此而已。在气候寒冷的日本北部，人人都喜欢灸足三里作为补身长寿之术，有“勿以不灸足三里者为伍”和“不灸足三里勿作旅人”的说法。

其实此灸法乃由我国所传，早在唐代名医孙思邈就提出：“若要安，三里常不干”，这正是古代养生家所推崇的疤痕灸，使灸疤延久不愈，可以保健延年。其本人经常灸足三里，活至102岁。

二、内庭穴

内庭次趾外，本属足阳明。

内庭为阳明胃经荥穴，在第二个脚趾外面，下一个穴位为厉兑。兑为口，意为门口，从门口进来后则为庭院，即是此内庭穴。

能治四肢厥，喜静恶闻声。

能治四肢发冷烦热。因内庭是荥穴，荥主身热，且四肢禀气于胃。糖尿病族容易脚溃烂，局部发热，脚背冰凉。内庭清身热，将胃经（多气多血之经）的气血引到四肢，配合大都穴、行间穴，专治糖尿病烂脚趾之病。

胃热则心烦，烦者喜静。胃不和者卧不安，内庭为治失眠要穴，用小镊夹，夹住此穴数十分钟，痛则神归，清胃火，助安宁。脚臭者多心烦，内庭同治。

瘾疹咽喉痛，数欠及牙痛。

瘾疹为荨麻疹、风疹，表现为浑身瘙痒。诸痛痒疮皆属于心，往往心胃同病（九种心痛，痛在胃脘）。穴位中带“内”字，可调内在情志病。咽喉痛，凡属于头面风热病症，如扁桃体发炎、腮腺炎、酒渣鼻等皆可治。

数欠：欠为缺乏，得不到充足的气血，人易疲劳，疲通脾，内庭三里穴（脾胃相表里）治疲劳。牙痛为风火牙痛，属实证。内庭在脚缝隙内，以全息图取象，手脚指（趾）头取向为牙齿，而手脚缝隙取向为牙齿缝隙，内庭为治牙痛、保健牙齿奇穴。

疟疾不能食，针着便惺惺。

疟疾：胃寒胃热，不能正常饮食。阳明胃主吞食功能，内庭消谷善饥，提高胃肠的容受能力。凡疾病导致吞食能力下降，如肿瘤癌症等病，或吃撑，胃痛，胃热亢进，内庭主之。

养胃五点：少点，慢点，淡点，软点，暖点。

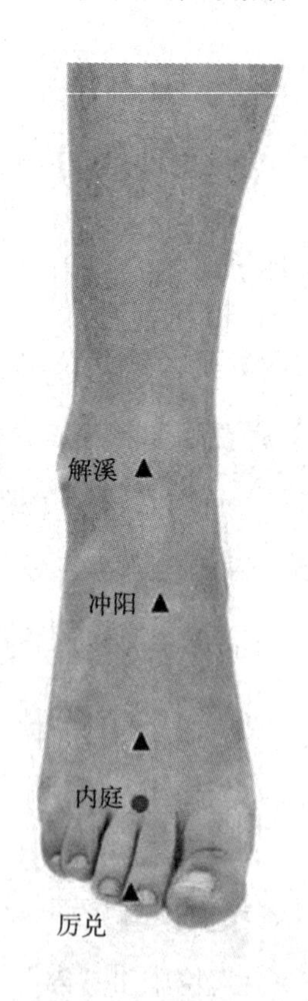

【注解】

定位：在足背二、三趾间，趾蹼缘后方赤白肉际。

特效穴：荥穴，荥主身热。

穴解：内，进入的意思；庭，门庭的意思，本穴位于足背二、三趾间缝纹，趾缝如门，荥穴在纳入门庭之处，故名内庭。

操作：直刺或斜刺 0.5 ～ 0.8 寸，艾柱灸 3 ～ 5 壮，艾条灸 5 ～ 10 分钟。

功用：清胃热，化积滞。

主治：咽喉肿痛，足背肿痛，四肢冷，心烦，风火牙痛，咽喉吞咽不利。

文献记载：

1.《灵枢·本输》：次趾外间也。

2.《医学入门》：足次趾，三趾歧骨陷中。

3《针方六集》：两歧骨后三分。

4.《针灸集成》：脚丫纹尽处。

5.《通玄指要赋》：腹膨而胀，夺内庭兮休迟。

6.《玉龙歌》：小腹胀满气攻心，内庭二穴要先针。

现代报道摘录：

1. 小儿吐乳，或牙痛、长牙发热肿，取双侧内庭穴。徐徐捻针，进针 0.2 ～ 0.5 寸。得令后加速捻针，不留针，每日 1 次。

2. 腹股沟急性、慢性痛：用 1 寸毫针直刺，得气后捻针泻法，疼痛缓解时留针 20 ～ 30 分钟。

3. 针刺内庭穴有明显镇痛作用，可用于中耳乳突根治术针麻。

4. 针刺内庭穴可使胃肠蠕动增强。

三、曲池穴

曲池拱手取，屈肘骨边求。

曲：弯曲，可治弯曲不利索。池：池水，可润滑关节。拱手：作揖的动作，如同拱桥，一拱手，则可取穴。

善治肘中痛，偏风手不收。

肘中痛：肘关节屈伸不利。肘为尖，尖能克瘤结包块，常按曲池穴，增强肘劲，可治乳腺炎、肘关节炎、肩周炎、肝囊肿、子宫肌瘤等。

睡觉时手被风吹到动不了，或中风偏瘫导致手动弹不得，可以曲池穴热敷热贴治之。

挽弓开不得，筋缓莫梳头。

曲池，乃阳明大肠经合穴。合主大力气，力大则肩能挑手能提。

中医全息疗法里，肘关节对应膝关节，常做臂力训练，练曲池之力，可保护膝盖，抗衰老。

练曲池力运动：做半卧式俯卧撑，坚持 3 ～ 5 分钟，曲池力一练出，则肩部自然打通。

喉闭促欲死，发热更无休。

咽喉闭塞、吞咽不利、口干舌燥、扁桃体炎，取曲池之水，上贯到肺，滋润咽喉，护嗓开喉。促欲死：咽喉吞吐不利，在生死边缘徘徊，食道癌、鼻咽癌属此症。曲池乃防癌要穴。

曲池乃合穴，合主六腑，取曲池之水能润燥。凡咽干口燥，身体无休无止的发热，糖尿病消渴等身体缺水诸疾，将手上举半小时，使曲池之水倒浇咽喉熄灭身体诸火。

遍身风癣癞，针着即时瘳。

通身上下皮肤像蛇蜕皮一样，到处是疮疤。因风主动，风木动就痒，而胃肠土性能缓急，合穴曲池缓急力量为最强，下针就能起到很好的效果。

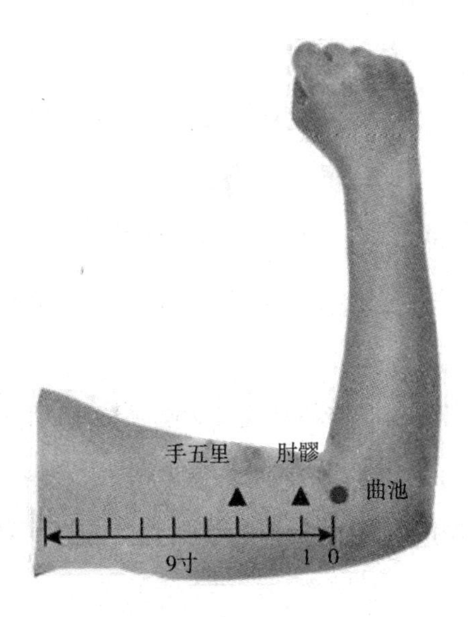

【注解】

别名：鬼目、痒择、鬼腿。

定位：肘横纹外侧端，屈肘，尺泽与肱骨外上髁连线中点。

特效穴：手阳明之合穴。

穴解：曲，屈曲。此穴为手阳明经合穴，脉气流注此穴时，似水注入池中，又取穴时，屈曲其肘，横纹头有凹陷，形似浅池。

功用：清热解表，散风止痒，消肿止痛，调和气血，疏通经络。

主治：半身不遂、肩痛、腰背痛、腹痛、瘾疹、清热要穴，统治一切癫狂病。

操作：直刺 1.0 ～ 2.5 寸，深刺可连少海穴，局部酸胀或向上放散至肩部，或下放散至手指，治肘部疼痛时可用“合谷”刺或“齐刺”法式三棱针点刺放血。

灸法：艾灸灸式温针，灸 5 ～ 7 壮，艾条灸 5 ～ 20 分钟。

文献记载：

1.《普济方》：头痛、项痛。

2.《针灸甲乙经》：伤寒余热不尽，胸中满，耳前痛，目赤痛，颈肿……喉痹不能言。

3.《备急千金要方》：举体痛痒如虫噬，痒而搔之，瘿恶气诸瘾疹，耳痛，湿痹。

4.《太平圣惠方》：偏风半身不遂，投物不得，挽弓不开，肘臂偏细。

5.《针灸资生经》：伤寒余疾，皮肤干燥。

6.《扁鹊神应针灸玉龙经》：遍身风痛，两手拘挛红肿，伤寒发过经不除。

7.《针灸大成》：绕踝风，手臂红肿，肘中痛，偏风半身不遂……妇人经脉不通。

现代研究：曲池穴对血液循环系统有影响，针刺曲池，可增强冠心病患者心肌收缩力，减慢心率，对房性早搏、心房颤动有一定治疗能力。刺曲池、丰隆，对高血压患者有降压作用，经针治4周后，收缩压平均下降23.6mmHg，远期疗效亦较好。

四、合谷穴

合谷在虎口，两指歧骨间。

合谷在大拇指与食指之间看作为虎口。合谷处瘪下去为虚，艾灸温火补之；鼓起来的为实，用针泻之。

头痛并面肿，疟疾热还寒。

面肿：人生气时脸红脖子粗，合谷解头面之气。

面口合谷收，治疗面部流油、面部疮痈及脂溢性脱发等。艾灸此穴使肠胃消脂能力加强，治疗便秘，肠胃通则面相光洁，因此合谷为美容要穴。

案例1：一患者双下巴大得像蛤蟆，按合谷穴1个月，双下巴消失，自述血脂也降了。

案例2：一江西的老阿姨常年便秘，医院能开的药都吃过，都是短期疗效，后来从书中看到合谷治便秘，天天敲合谷，大便通畅。

患疟疾时，时冷时热。而阳明经多气多血，六经实热总清阳明，故合谷可主身体发冷发热，上热下寒，内热外寒。

齿龋鼻衄血，口噤不开言。

虎口对应人体牙齿，可治疗牙痛等牙齿诸疾，保健牙齿。

鼻衄血：鼻出血，为血热妄行，针合谷，则可使百川归海。

另，肛门堵塞也易使血热妄行，同理，针合谷能使肛门通畅，血气回归。

拉肚子后，话讲不出来，不能正常进食；中风后口眼㖞斜，话讲不出来，可艾灸合谷。

将虎口看作人的嘴巴，合谷穴就是人的吞咽之处——咽喉，故合谷主治咽喉之疾。

案例：一教师，职业性慢性咽炎，玄麦甘桔颗粒（使金水相生，润咽喉和肺肾）加小柴胡颗粒（缓解焦虑）同吃，再配合按合谷穴，事半功倍。

针入五分深，令人即便安。

下针到五分，人即安康。

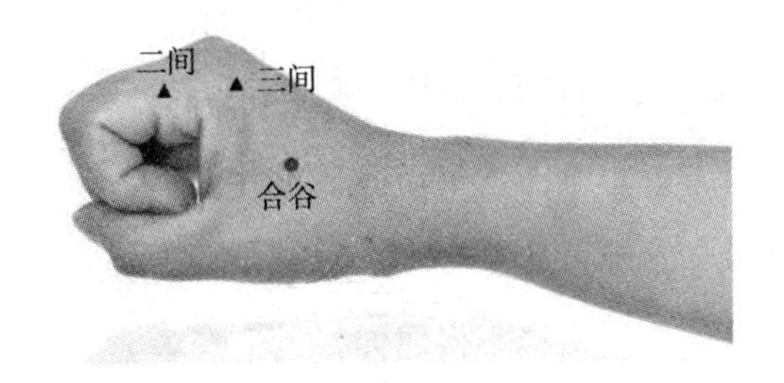

【注解】

定位：合谷在虎口，第一、二掌骨之间，为第二掌骨桡侧的中点，在手大指歧骨之间（《灵枢·本输》）。

别名：虎口、合骨、容谷。

特效穴：原穴，八总穴之一。

穴解：虎口名意，指穴内的气血物质运动形式为风木的横向运动。容谷，容，容纳、包容也；谷，两山之间的穴隙也。容谷名意指三间传来的气血物质在本穴被包容，聚集。合骨，合，汇也，聚也。“骨”，水也。本穴物质为三间穴的水湿之气汇合而成，所处为天部，其状为云，富含水湿，故名“合骨穴”。

功用：镇静止痛，通经活经，清热解表。

主治：发热，头痛，目赤肿痛，鼻衄，鼻渊，咽喉肿痛，面肿，痄腮，耳聋，牙痛等。

操作：直刺 0.5 ～ 0.8 寸。

文献记载：

1.《黄帝内经灵枢·九针十二原》：“凡此十二原者，主治五脏六腑之有疾者也。”

2.《针灸甲乙经》：痱痿，臂腕不用，唇吻不收；聋，耳中不通；齿龋痛；喉痹，瘖不能言；截疟，狂易。

3.《备急千金方》：热病汗不出，紧唇，口噤不开，鼻鼽清涕出，面浮肿，吐舌颈戾喜惊。

4.《百症赋》：天府，合谷，鼻中衄血宜追。

5.《千金翼方》：产后脉绝不还，胎上抢心，耳聋飕飕然如蝉鸣，烦热头痛。

6.《外台秘要》：衄，目痛，目瞑。

7.《太平圣惠方》：目不明，生白翳，皮肤痂疥，遍身风疹，小儿疳眼。

8.《针灸资生经》：疮毒久不合。

9.《普济方》：腰脊内引痛不得屈伸，近上痛者。

10.《全婴方》：卒中风毒，如口眼㖞斜，语言不得。

11.《铜人腧穴针灸图经》：妇人妊娠不可刺之，损胎气。

现代研究：

1. 经常按揉点压合谷穴，有一定的升压作用，按揉点压的次数多，时间长，血压的上升幅度也就大且平稳。即使是停止按揉，其血压下降速度也较缓慢。因此，低血压者可经常按揉合谷。

2. 缓解晕车症状。

3. 缓解便秘，预防痴呆。

五、委中穴

委中曲腘里，横纹脉中央。

委中位于腿腘窝中央的位置。肾有邪其气留于两腘。古医书讲，委中为血郄，血郄是放血的部位，能治最难治的顽癣恶癣。因皮肤病为血病，可在委中放血治愈，所以奇难恶病，委中放血治之。

腰痛不能举，沉沉引脊梁。

主腰痛或受到惊吓后腿软无力。腰背委中求，后溪督脉通于颈。二穴皆是腰背痛要穴，如何区分？委中属于膀胱经，位于督脉两旁，主腰背两边疼痛。督脉位于腰背中间，腰背中间疼痛寻后溪。二穴合治整条督背之疾，如强直性脊柱炎。

腰部像挂有五千钱，压迫到脊梁，非常沉重，委中相当于肾着汤，二者合用治此病效果最佳。

酸痛筋莫展，风痹复无常。

膝为筋之府，委中主膝盖酸痛。阴陵泉、阳陵泉、委中穴，三个合穴让膝盖非常有力，抗膝盖老化，退行性病变。

委中为血郄。治风先治血，血行风自灭。对治此病，委中相当于独活寄生汤。

案例：一患者自述膝盖冷痛麻，3 年没有治好。开独活寄生丸，教其每天拍打委中，左右各 500 下，1 个月痊愈。

膝头难屈伸，针入即安康。

膝头屈伸不利，独活寄生汤加拍打委中穴，人即安康。

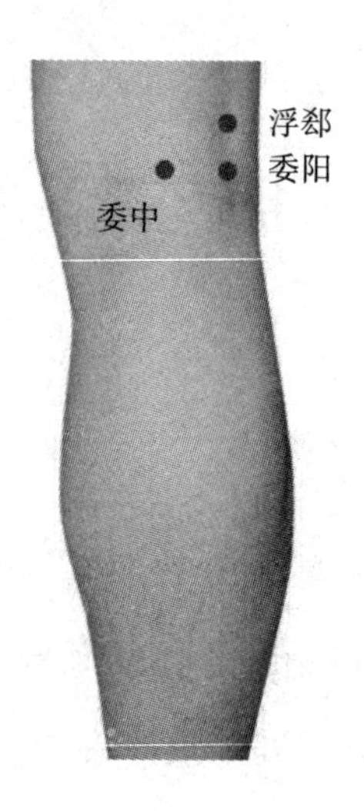

【注解】

定位：位于腘横纹中点，股二头肌腱与半腱肌腱中间，即膝盖里侧中央。

别名：腘中，郄中，血郄。

特效穴：足太阳膀胱经合穴（合主逆气而泄）、郄穴。放血、止痛、消炎奇穴。四总穴之一（腰背委中求）。

穴解：穴名首见于《灵枢·本输》："入于委中。委中，中央，为合，委而取之。"《针灸甲乙经》："在中央约纹中动脉，足太阳脉气之所入也，为合。"

功用：舒筋通络，凉血解毒，散瘀活血。

主治：坐骨神经痛，小腿疲劳，肚子痛，脖子酸痛，腰部疼痛或疲劳，臀部疼，膝盖疼痛，下肢痿痹等。

操作：直刺 1 ～ 1.5 寸，常点刺出血为用，是临床刺血要穴。

注意事项：委中常用泻法，以刺血为常用，在针刺时，不宜过强过深，以免损伤血管和神经，虚证慎用或不用。

文献记载：

1.《百症赋》：背连腰痛，百环、委中曾经。

2.《玉龙赋》：人中、委中，除腰脊痛闪之难制。腿风湿痛，居髎兼环跳与委中。

3.《灵枢》：膀胱病者，小腹偏肿而痛。以手按之，即欲小便而不得，肩上热，若脉陷，及足小趾外廉及胫踝后皆热，若脉陷，取委中央。

4.《素问·刺腰痛篇第四十一》：足太阳脉令人腰痛，引项脊尻，背如重状，刺其郄中太阳正经出血，春无见血。

5.《针灸大成》卷六：委中者，血郄也，大风发眉坠落，刺之出血。

6.《丹溪心法》：腰屈不得伸，刺委中出血立愈。

7.《千金翼方》：委中、昆仑，治腰相连。

8.《胜玉歌》：委中驱疗脚风缠。

9.《肘后歌》：腰软如何去得根，神妙委中立见效。

10.《四总穴歌》：腰背委中求。

现代研究：

1. 委中点刺拔罐，治疗发疔疮。在委中穴用粗针式三棱针点刺出血有一定作用。尤其是对初起红肿痛者效果好，但对疮口溃烂、感染化脓效果不显。

2. 掌拍委中穴可治急性腰扭伤。

六、承山穴

承山名鱼腹，腨肠分肉间。

承山别名鱼腹。承山位于小腿肚，将小腿看成一条鱼，膝头是鱼头，脚为尾巴，腿肚就是鱼腹位置，所以承山为消化排泄要穴，主治抽筋。

腨：小腿肚。承山在小腿肚腓肠肌上。

压承山法：脚尖立在台阶上，脚跟在地面，身体45°向前倾，往前倾斜越低，效果越好。每天练10分钟。此动作可以治疗抽筋，降“三高”。

善治腰疼痛，痔疾大便难。

主治腰部湿气重疼。因人睡觉时，湿气易积在小腿后方位置，故承山为除湿要穴。

承山对应人体肛门，肛门承受山一样大的压力，尤其是久坐人群，故承山可舒缓山大的压力。针刺此穴，能治疗痔疮、肛周炎、肛瘘、便秘等。

常做下蹲动作，则可打通承山穴，其降浊力量非常大，可治疗习惯性便秘。

脚气并膝肿，辗转战疼酸。

承山主治脚气和膝盖肿、辗转反侧酸疼得无法入眠。

霍乱及转筋，穴中刺便安。

霍乱，即上吐下泻，如邪气汇聚，揉按承山则可将此邪气打散，以及抽筋，针刺承山穴人即安康。

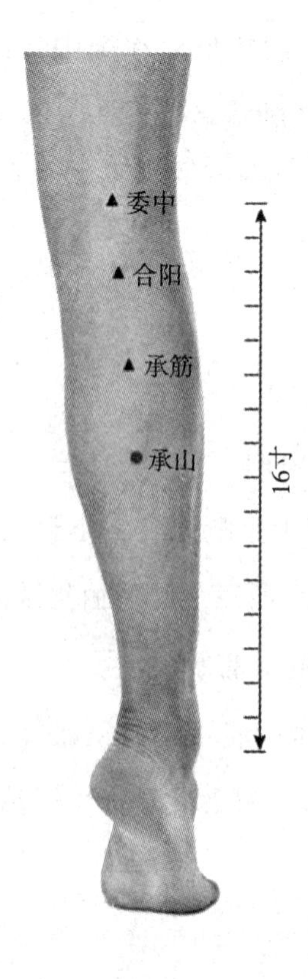

【注解】

定位：位于小腿后面，腓肠肌两肌腹交界处下端。

别名：鱼腹，肉柱，伤山，鱼肠，肠山。

穴解：属足太阳膀胱经。承即承受，山即山岭，腓肠肌肌腹高突如山，此穴在其下，有承受之势，故名承山。

功用：理气止痛，舒筋活络，消痔等。

主治：承山穴是治疗肛肠病的主穴，如腰脊痛、膝下肿、脚腨酸重、霍乱转筋、脚跟急痛、脚弱无力、下肢不遂、腹痛、腹胀、大便难、泄泻、脱肛、痔疾、便血、癫疾、瘛疭、小儿惊痫等。

操作：直刺 1 ～ 2 寸，可灸。

注意事项：承山虽处于肌肉丰厚处，但不宜过度刺激，以免引起腓肠肌痉挛或下肢酸胀不适。治肛周问题，最好用向上斜刺法，使针感向肛门部放射。

文献记载：

1.《针灸大成》：主大便不通，转筋，痔肿，战栗不能立，脚气膝肿，胫酸脚跟痛，筋急痛，霍乱，急食不通，伤寒水结。

2.《百症赋》：刺长强与承山，善主肠风新下血。

3.《千金翼方》：灸转筋虽年壮神验。

4.《玉龙歌》：九般痔漏最伤人，承浆升阳效如神，更有一名长强泻，大痛吟呻得穴针。

5.《针灸大集》卷五：风痹，痔漏，便血，脏毒。

6.《铜人腧穴针灸图经》卷五：脚气膝下肿，霍乱转筋，久痔肿痛。

7.《外台秘要》：癫疾，瘛疭。

8.《针灸甲乙经》：鼽衄，腰脊痛，脚腨酸重，战栗不能久立，腨如裂，脚跟急痛，足挛引少腹痛，喉咽痛，大便难，䐜胀，承山主之。

9.《黄帝内经灵枢·经别》曰："足太阳之正，别入腘中，其一道下尻五寸，别入肛中，属于膀胱，散之肾，循膂，当心入散。"故承山是可治疗肛肠疾病的主穴。

10.《金针梅花诗钞》承山条：两腨任重可承山。

现代研究：

1. 承山穴对于落枕、急性腰扭伤、痔疮、痛经、肩周炎、腓肠肌劳损功效明显。

2. 急性胃肠胀气、吐泻，承山是特效穴，有鱼腹之称。

七、太冲穴

太冲足大趾，节后二寸中。

太冲穴在脚背足大趾和足二趾节后二寸的位置。

动脉知生死，能医惊痫风。

太冲脉脉象足，则动力足，修复功能非常强，因太冲属肝经，肝主生发。太冲脉摸下去暖的，寿命长，摸下去凉的，人没有活力，做事易三分钟热度，通过赤脚走路，可暖太冲脉。

古人把受惊和癫痫归因为风动，风痰。肝胆气不足，人易受到惊吓，按太冲防恐惧，主大胆。痫：木困在门里，太冲能将其疏解开。癫痫乃气冲颅脑，太冲将气血疏泄于脚，此为上病下取。

咽喉并心胀，两足不能行。

情志上肝郁化火导致的咽喉痛，咽喉如有物在哽的疼痛，太冲主之。

中风偏瘫，导致腿脚没力，或者走路颤巍巍，针灸太冲治之。

常做双盘腿，能打通太冲穴，使两脚如树扎根一样深厚，增厚命元。

预备式起跑：两手放在地上，脚跟抬起，每天坚持 30 ～ 40 分钟。此动作能开人体四关，如饿虎扑食般壮胆气，吓退疾病。

七疝偏坠肿，眼目似云朦。

七：内伤七情，通情志。产生疝气有两种原因：一种是先天不足。人疲劳精力不济时，气往下掉，睾丸小肠往下鼓出包。另一种是抑郁导致疝气产生，鼓出一个包，凡鼓包者皆郁结也，和七情有关。治疗疝气，需补气和解郁并用，太冲主之。

案例：珍围仔村有位得疝气的老人，叫其朝服补中益气丸补中气，夜服逍遥丸解郁，1 个月之后，疝气再也没有发作。

眼睛好像被云蒙住一样。肝开窍于目，太冲主白内障，青光眼，兔子眼，雾霾眼，近视眼，老花眼，飞蚊症等。用拖鞋来拍打太冲穴，每天拍半小时，有助于缓解视物疲劳。

亦能疗腰痛，针下有神功。

情志问题产生的腰痛，气滞则痛，气行则松，太冲为行气第一要穴，针刺此穴，行气止痛。

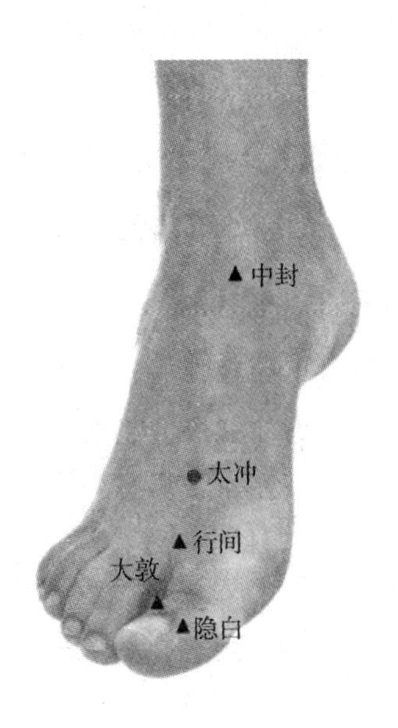

【注解】

定位：在足背侧，第 1 跖骨间隙的后方凹陷处。

特效穴：足厥阴肝经俞穴，原穴（原穴多补虚，俞主体重节痛）。

穴解：太冲，古为太衝，衝，从行从重，然肝木之行者，风之行也，在人为筋，人之行动为足筋之运动。

功用：疏肝理气，行气解郁，清肝泻火，平肝潜阳。

主治：四肢麻木痛、胸痹心痛、腰痛、肢痛、胁痛。

操作：直刺 0.5 ～ 1 寸。

文献记载：

1.《备急千金要方》：太冲主膝内踝前痛。太冲主下眦痛。

2.《千金方》：产后汗出不止，刺太冲急补之。

3.《标幽赋》：心胀咽痛，针太冲而化除。

4.《针灸甲乙经》：环脐痛……太冲主之。

5.《针灸大成》：太冲，主心痛脉弦。

6.《针灸资生经》：申脉、太冲、阳跷，主腰痛不能举。

7.《玉龙赋》：行步艰楚，刺三里、中封、太冲。

8.《灵枢・九呃逆针十二原》：阴中之少阳，肝也，共源出于太冲。

9.《灵枢・九针十二原》：凡此十二者，主治五脏六腑之有疾也。

10.《标幽赋》：寒热痹痛，开四关而已之。（四关：太冲、合谷）。

现代研究：对太冲穴的文献进行整理、分析，发现太冲穴于痛症的疗效较好，分别是偏头痛、头痛、痛经。中医认为引起头痛的原因很多，但情志尤为重要，肝主疏泄，故头部与肝的关系密切。《素问·脏气法时论》："肝病者……令人善怒……气逆则头痛。"《妇人大全良方》："女子以血为本"，肝藏血，主疏泄，故与妇人经期有关。

八、昆仑穴

昆仑足外踝，跟骨上边寻。

昆仑穴属于膀胱经。颈肩腰背病找膀胱经。昆仑位于脚踝关节处，踝关节对应人体颈椎，上病下取，昆仑是颈椎僵硬的特效穴。

案例：有个人打篮球崴到脚了，痛得不得了。在昆仑穴、申脉穴、太溪穴下针，脚痛立马解除。

转筋腰尻痛，暴喘满冲心。

主治肚腹消化不良，久坐腰痛屁股痛。

哮喘气喘，气冲到心，真人之息在踵，此穴有助于纳气归踵。

举步行不得，一动即呻吟。

走不了路，一动就气喘吁吁，或是无故唉声叹气，乃肾气不足之象。老年人腿脚不利，昆仑穴按摩至热，或贴风湿膏，有助于纳气归元。

在本赋中，有昆仑穴、太冲穴、阳陵泉，都治此病，如何区分？虚证用昆仑，实证用太冲，不虚不实用阳陵泉。

若欲求安乐，须于此穴针。

若想得到身体安乐，就在此处下针吧。

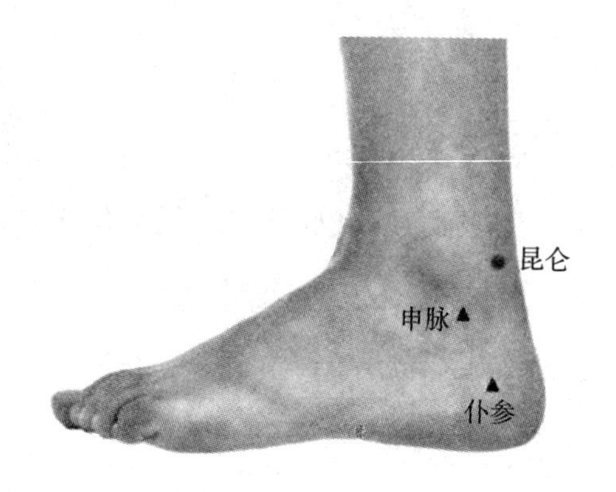

【注解】

定位：在足部外踝后方，当外踝尖与跟腱之间的凹陷处。

特效穴：属足太阳膀胱经经穴，经主喘咳寒热。

别名：下昆仑。

穴解：昆仑，是我国最大的山脉。《子午流注说难》中说本穴："乃是太阳所行之经穴，膀胱为水府，穴居足踝后，比井荥俞原各穴较高，昆仑乃水之高原。"足外踝突，较其他踝突为高。以昆仑山为最高山峰，取之以喻本穴。且兼该穴主治头部疾患，即上病下取之意。养生家称百会穴亦为昆仑，又有高大之意，故以"昆仑"名之。

功用：清热安神，舒经活络，散热化气，镇痛。

主治：头面五官、神志及气虚下陷等疾患，如头风、头痛目眩、耳聋、耳鸣、目不能视、鼻塞、鼻衄、口噤不开、角弓反张、小儿惊痫、脱肛、泄泻、痔疾等。

操作：直刺 0.5 ～ 0.8 寸。孕妇禁用，经期慎用。

文献记载：

1.《洞神经》：头为三台君，又为昆仑。

2.《太平圣惠方灸一切疟法》：腰痛不能俯仰……灸昆仑穴主之。

3.《太平圣惠方》：昆仑二穴……主腰尻重，不欲起，俯仰难。

4.《普济方·针灸门》：“腰痛，昆仑及委中出血。”

5.《通玄指要赋》：大抵脚腕痛，昆仑解愈。

6.《玉龙歌》：肿红腿足草鞋风，须把昆仑二穴攻，中脉、太溪如再刺，神医妙诀起疲癃。

7.《胜玉歌》：踝跟骨痛灸昆仑，更有绝骨共丘墟。

8，《肘后歌》：脚膝经年痛不休，内外踝边用意求，穴号昆仑并吕细。

9.《席弘赋》：转筋目眩针鱼腹，承山昆仑立便消。

10.《玉龙赋》：太溪、昆仑、申脉，最疗足肿之迍。

现代研究：对古今文献中昆仑穴治疗疼痛类疾病进行了系统分析，总结归纳出昆仑穴治疗疼痛类效果明显，尤其是头颈痛奇佳。另，昆仑可排恶露、胎盘残留。

九、环跳穴

环跳在髀枢，侧卧曲足取。

环跳是躯干和脚的连接点，主腿脚蹬跃能力，肩周炎症，脚肌肉萎缩，小儿麻痹，中风后腿脚无力。开四关对称疗法中，又可以环跳穴对应肩髃穴，环跳位置疼痛，肩髃下针后，环跳位置仍然疼痛，有股骨头病变的征兆。

侧：环跳穴为胆经，少阳胆经主侧面。曲足取：有助于膝胯屈伸不利。人每当跳跃时，必先蹲下身体弯下膝胯，因此环跳穴周围形成一个半环形的回旋气场，取名为环跳。

养生功法：常做双盘腿动作可打通环跳穴，有助于骨髓造血，相当于黄芪桂枝五物汤。

折腰莫能顾，冷风并湿痹。

腰好像断了，不能转动。环跳穴主治半身不遂，坐骨神经痛等。

腰腿部位有冷风湿痹。主治小儿麻痹症，腿脚麻痹症等。

案例：有个以打鱼为生的病人，经常半截身子泡在水里，自述脚很僵硬。教其用姜贴敷环跳，脚柔软很多，再吃些金匮肾气丸，补腰脚便好。

腰胯连腨痛，转侧重欷歔。

腰胯连到小腿疼痛，转侧时发出唏嘘叹息的声音。

手握空拳，敲打环跳，像大鹏展翅一般，通心经胆经，解郁，专治唏嘘叹息不乐观。

若人针灸后，顷刻病消除。

环跳穴可健脾除湿，治疗睾丸痛和脚气。针灸此穴，顷刻间病就消除。

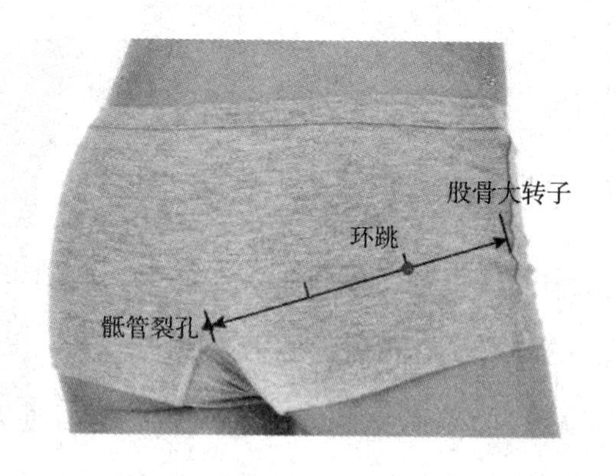

【注解】

定位：位于臀区，股骨大转子最凸点与骶管裂孔连线的外 1/3 与内 2/3 交点处。侧卧，伸下腿，屈上腿取穴。

特效穴：属足少阳胆经。同时是足少阳胆经、足太阳膀胱经的交会穴。

别名：髋骨、环谷、髀厌、髀枢、枢中、枢合中。

穴解：环即环曲，跳即跳跃，此穴在臀部，当下肢环曲呈跳跃式时取穴，故名环跳。

功用：祛风湿，利腰腿，通经络。

主治：腰痛，背痛，腿痛，坐骨神经痛，下肢麻痹，大腿肌炎，膝部肌炎，风疹，脚气等。

注意事项：前阴及妇科病，应深刺，使针感到达会阴或少腹；下肢问题，坐骨神经痛，可深刺 4 ～ 7cm，让患者有沿神经通路闪电之感。

文献记载：

1.《针灸甲乙经》卷十：腰胁相引痛急，髀筋瘈，胫痛不可屈伸，痹不仁，环跳主之。

2.《铜人腧穴针灸图经》卷五：冷风湿痹，风疹，偏风半身不遂，腰胯痛不得转侧。

3.《席弘赋》：冷风冷痹疾难愈，环跳腰间针与烧。

4.《百症赋》：后溪、环跳，腿疼刺而即轻。

5.《千金翼方》：配至阴，治疗胸胁痛无常处。

6.《玉龙赋》：腿风湿痛，居髎兼环跳与委中。

7.《长桑君天星秘诀歌》：冷风湿痹针何处？先取环跳次阳陵。

8.《胜玉歌》：腿股转酸难移步，妙穴说与后人知，环跳风市及阴市，泻却金针病自除。

9.《标幽赋》：中风环跳而宜刺。

10.《医学入门·治病要穴》：环跳，主中风湿，股膝挛痛，腰痛。

现代研究：针环跳有较好的针麻效应，可使痛阈明显升高。

十、阳陵穴

阳陵居膝下，外臁一寸中。

阳陵泉在膝外侧，属于胆经合穴，废物堆积拍胆经。胆经能分泌胆汁消融宿食，取木生土之理。阳陵泉周边有胆囊穴，现代研究表明拍打或针刺此穴非常有助于胆囊排空和肠胃蠕动，治疗胆囊炎、胆囊壁毛糙、胆结石、胁胁绞痛等。

膝肿并麻木，冷痹及偏风。

膝关节肿胀并麻木，膝关节老化伤，半月板受损，跌打损伤，中风导致脚抬不起，阳陵泉主之。胆主生发，阳陵泉能使弦紧之脉变松软，而弦脉多为肝胆病，痛症，因此阳陵泉乃痛症克星。常按此穴能让人脸上有笑容，是长生耐老穴，能抗人体衰老，有美容的作用。

偏风：阳陵泉主治风症，半只脚偏废或者走窜性痛痒症，老年人小腿皮肤瘙痒，中风后腿脚痿弱无力，阳陵泉主之。

经络所在，主治所在。经络所过，主治所及。膝盖外侧痛，阳陵泉主之；膝盖内侧痛，阴陵泉主之；膝盖上面痛，血海、梁丘穴主之。此四穴称为膝四关，统治一切膝关节病疾。

举足不能起，坐卧似衰翁。

有老残老迈之象，日月之华救老残，太阳灸阳陵泉效果极佳。人俯卧下去，脚往后面抬起，手抱在头上，此姿势，可以借助阳火让身体功能得以恢复。

常做金鸡独立，能让阳陵泉变热变饱满，打通阳陵穴，让身体气血充沛。

针入六分止，神功妙不同。

阳陵穴针刺到六分，会有极好的效果。

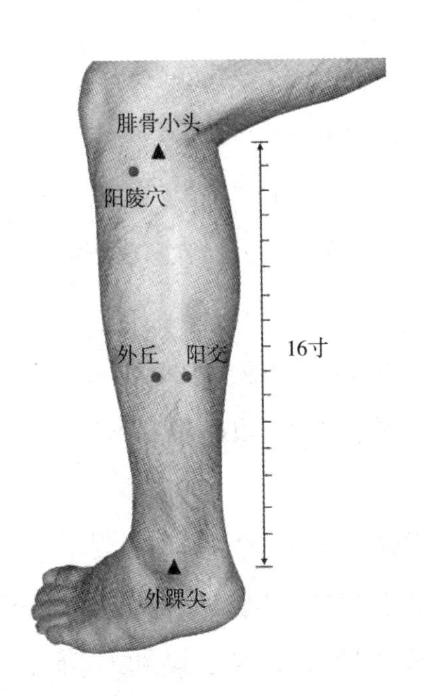

【注解】

定位：位于小腿外侧，腓骨头前下方凹陷中。屈膝取穴。

特效穴：属足少阳胆经。合（土）穴。八会穴之筋会（治一切筋与神经痛）。

别名：筋会。

穴解：阳为阴之对，外为阳，陵即丘陵，泉即水泉，膝外侧腓骨小头隆起如陵，穴在其下陷中，犹如水泉，故名阳陵泉。

功用：除湿降浊，调肝胆之气。

主治：主治胆、肝、下肢等疾患，如胸胁支满、胁肋疼痛、呕吐胆汁、寒热往来、头痛腰痛、半身不遂、膝股疼痛、下肢麻木、脚胫酸痛、筋挛、筋软、筋痛、虚劳失精、小便不禁、遗尿、颜面浮肿、小儿惊风等。

操作：直刺 0.8 ～ 1.2 寸。

文献记载：

1.《灵枢·邪气脏腑病形第四》：胆病者，善太息，口苦，呕宿汁，心下澹澹，恐人将捕之，嗌中吮吮然，数唾，在足少阳之本末，亦视其脉之下陷者灸之；其寒热者取阳陵泉。

2.《针灸甲乙经》卷九：胁下支满，呕吐逆，阳陵泉主之。

3.《医宗金鉴》：阳陵泉治痹偏风，兼治霍乱转筋疼。

4.《玉龙歌》：膝盖红肿鹤膝风，阳陵二穴亦堪攻。

5.《席弘赋》：最是阳陵泉一穴，膝间疼痛用针烧；脚痛膝肿针三里，悬钟二陵三阴交。

6.《百症赋》：半身不遂，阳陵远达于曲池。

7.《灵光赋》：阴跷阳跷两踝边，脚气四穴先寻取。阴阳陵泉亦主之，阴跷阳跷与三里。

8.《玉龙赋》：阴陵、阳陵，除膝肿之难熬。

9.《杂病穴法歌》：胁痛只须阳陵泉；冷风湿痹针环跳，阳陵、三里烧针尾。

10.《通玄指要赋》：胁下肋痛者，刺阳陵而即止。

现代研究：针刺阳陵泉，可促进胆囊舒张，缓解括约肌痉挛，促进胆汁排泄，从而促进脾胃运化，使气血旺盛，进而使筋的各种功能协调正常。

又由于阳陵泉为胆经经穴和循颈、肩，入缺盆，循胸胁之经脉循行特点，及其筋病候："季胁痛，上引缺盆，膺乳，颈维筋急"，适于偏瘫截肢、扭伤、肌肉神经痛等。

十一、通里穴

通里腕侧后，去腕一寸中。

通里在手腕侧面距离手腕一寸位置。通里属心经的络穴，络穴联络表里。另，通里主肢节疼痛问题。腕位置穴位多为输穴，输穴主体重节痛。体重人群：老迈人，肥胖，懒动，走路拖泥带水，工作压力大，经常唉声叹气等，将活络油点在腕踝周围，则可治身体困重。

《伤寒论》讲：凡治伤寒，万病初起时，皆有体重，即疲劳疲惫的过程。因此体重乃百病之兆。腕踝关节的输穴，能治体重之疾。

案例：一位老阿婆，白天走不动，晚上筋骨痛，辗转反侧睡不着。此症属于体重节痛的问题，教其用小镊夹夹灵道、通里、阴郄、神门等心经的穴位，当天晚上呼呼大睡，第二天大步行走去买菜。

欲言声不出，懊恼及怔忡。

受了风寒感冒后，突然间声音出不来。懊恼：心烦懊恼，用小镊子夹通里穴，相当于淡豆豉汤，让心中懊恼舒解。

怔忡：心好像要跳出胸口，通里有助于减慢心率，相当于酸枣仁汤。通里词语倒置为里通，即心脏血管周围的血脉都可以通，用手劳宫穴拍通里穴，可治心悸怔忡。

实则四肢重，头腮面颊红。

脉象有力为实证。通里靠近腕横纹处，腕横纹处的穴位主体重节痛。心主火，其华在面，面颊红肿，通里主之。

虚则不能食，暴瘖面无容。

脉象无力为虚证，不能食。心主火，火能生土，心脏动力足，则肠胃消化好。心与小肠相表里，通里穴为心经络穴，络穴连接内外，有助于心火下达小肠，助消化。

暴瘖，突然间声音沙哑，失声。病变于音声取经穴，心经经穴为灵道，灵道和通里词意相近，取此二穴，治声音沙哑。而心开窍于口，中风不语或感冒后突然讲不出话，脉象无力艾灸补之，脉象有力用针泻之，拍打按摩虚实都可治。

毫针微微刺，方信有神功。

针微微刺下去，即见其效，原来如此神奇。

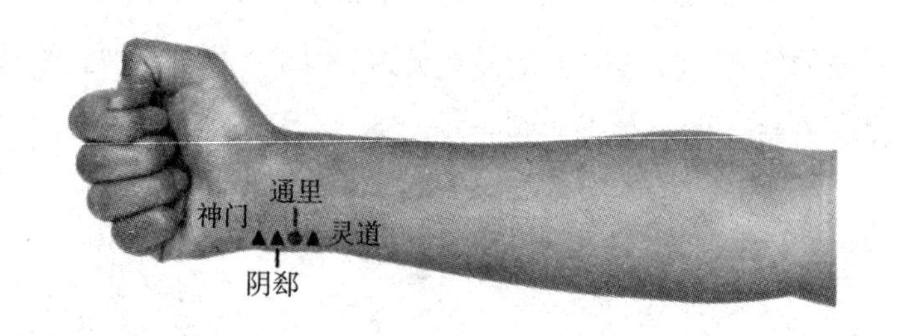

【注解】

定位：位于前臂前区，腕掌侧远端横纹上 1 寸，尺侧屈腕肌腱的桡侧缘。仰掌取穴。

特效穴：属手少阴心经，络穴。

穴解：通，通达，通畅，贯通之义。里，邻里，又与理通。本穴为手少阴之别络，从此别走手太阳小肠经，经气由此通达表里二经，且兼小肠为受盛之官，化物出焉，若井里然，故以为名。

功用：行气活血，宁心醒神。

主治：主要用于心神、口腔及前阴部疾患等，如热病，头痛目眩，心悸怔忡，心绞痛，心动过缓，心律不齐，神经衰弱，癔病，咽喉肿痛，暴瘖，舌强不语，臂、肘、腕痛等。

操作：直刺 0.3 ～ 0.5 寸。

文献记载：

1.《针灸大成》卷六：主目眩头痛，热病先不乐，数日懊憹，数欠频呻悲，面热无汗，头风，暴喑不言，目痛心悸，肘臂臑痛，苦呕喉痹，少气遗溺，妇人经血过多崩中。实则支满膈肿，泻之；虚则不能言，补之。

2.《灵枢·经脉第十》：手少阴之别，名曰通里，去腕一寸半，别而上行，循经入于心中，系舌本，属目系。其实则支膈，虚则不能言。取之掌后一寸，别走太阳也。

3.《铜人腧穴针灸图经》卷五：目眩头痛，面赤而热，肘臂臑痛，苦呕，喉痹，少气。

4.《玉龙歌》：连日虚烦面赤妆，心中惊悸亦难当，若须通里穴寻得，一用金针体便康。

5.《百症赋》：倦言嗜卧，往通里、大钟而明。

6.《窦太师针经》：治虚烦，头面赤，泻补；手臂酸疼，补泻；心虚怕惊，宜补。

7.《备急千金要方》卷三十：卒痛烦心，心中懊憹，数欠频伸，心下悸，悲恐，遗尿。

8.《外台秘要》：通里主热病，卒心中懊憹，悲恐，癫，少气，遗溺。

9.《医宗金鉴》：主治温病，面热无汗，懊憹，心悸惊恐。

现代研究：通里穴对于暴瘖、言语功能不利疗效明显，对语言失音效佳，能提高语言沟通能力。

十二、列缺穴

列缺腕侧上，次指手交叉。

列缺为肺经络穴，容易感冒拍肺经。肺主皮毛，主气司呼吸，胸闷，气喘咳嗽和呼吸之气相关的问题找肺经。

1. 列缺穴联络大肠，有助于加强肠蠕动，促进大肠排便。

2. 肺与膀胱相别通，肺为水之上源，膀胱为下游。古籍中，列缺主治遗尿，前列腺炎，小便不利，痰浊壅肺等。

3. 列缺为人身体的电神，有行云布雨之功。将身体一切污霾阴晦下行到膀胱排出体外。眼目干涩，咽干舌燥，脏腑干涸，人消渴，皮肤枯槁，毛发不荣，筋骨失去润泽，腕关节炎等列缺主之。其中列缺能将气血润泽神门穴、大陵穴、太渊穴，列缺穴贴风湿膏，治疗腕关节炎、肌腱炎等。

4. 列缺主治生殖系统疾病，如尿道炎，阴道炎，子宫、卵巢问题，生殖功能障碍等。因列缺任脉行肺系，而任脉主胞胎生殖问题，列缺为任脉的开关。

5. 打通列缺养生功：列缺位于腕骨阴经处，而人身体阴经多闭塞，手掌立起来与腕部形成直角，此动作常练能打通列缺穴，开通任脉，可促进小孩生长发育，有助于疗愈中年人生殖问题，有助于老年人延年益寿。

善疗偏头患，遍身风痹麻。

列缺为电神，对偏头痛非常有效，尤其是三叉神经痛。列缺穴主头到胸的神经痛；阳陵泉主胸胁到脚的神经痛，二穴配伍可通治全身神经痛。

全身有风痹麻的问题，像老年人多怕风，办公室伏案人群肩背颈痛等，用活络油点在列缺穴，将其揉红热，怕风、鼻塞、肩周炎等问题将缓解疗愈。

痰涎频壅上，口噤不开牙。

肺经的痰浊，频繁上犯到胃。对于老人中风偏瘫以后，经常吐痰，列缺穴能将肺里的痰下行到大肠。肺经经络下络大肠，环循胃口，上膈属肺。列缺为肺经络穴，主治幽门狭窄，因胃有上口下口，上口为贲门，下口为幽门，因此幽门螺杆菌感染，慢性胃炎，列缺配中脘穴，效果极佳。列缺为人体电神，能将身体任何一个包块梗阻，打开一个缺口，如结石，梅核气，脂肪瘤，鼻息肉，痰块等，包括癌症肿瘤，都能将其撕开一个裂口。列缺配丰隆为克包奇穴，破坚要点。

列缺主中风偏瘫以后，嘴巴张不开，进食困难。

若能明补泻，应手即如拿。

若是明白里面的补泻之道，治病会很轻松，有力无力辨虚实，脉有力为实证，脉无力为虚证。

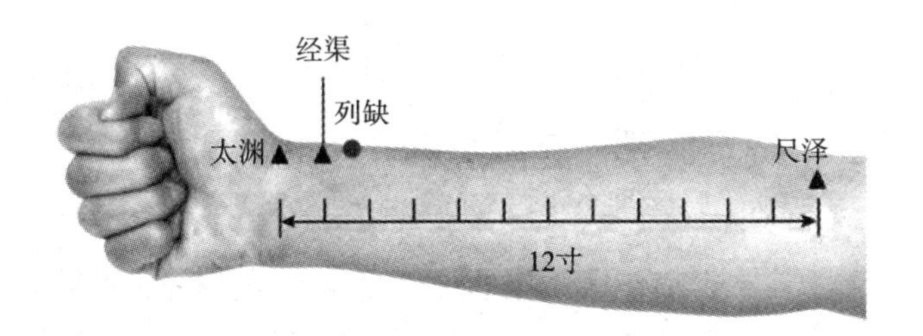

【注解】

定位：列缺在前臂，腕掌侧远端横纹上 1.5 寸，拇短伸肌腱与拇长展肌腱之间，拇长展肌腱沟的凹陷中，侧掌取穴。

别名：童玄，腕劳。

穴解：古称天上裂缝为列缺，也称闪电为列缺。杨上善说："列，行列也。此别走络，分别大经，所以称缺。此穴列于缺减大经之处，故曰列缺也。"

功用：宣肺解表，祛风通络。

主治：主治咳嗽，气喘，咽喉痛，半身不遂，口眼㖞斜，偏头痛，颈强痛，牙痛。

特效穴：属手太阴肺经。手太阴之络穴。八脉交会穴之一，通任脉。

操作：向上斜刺 0.2 ～ 0.3 寸。

文献记载：

1.《针灸甲乙经》：寒热胸背急，喉痹，咳上气喘，掌中热，数欠伸，汗出善忘，四肢厥逆，善笑，溺白，列缺主之。

2.《千金翼方》：男子阴中疼痛溺血，精出，灸列缺五十壮。

3.《针灸大成》卷六：主偏风口面歪斜，手腕无力，半身不遂，掌中热，口噤不开，寒热疟，呕沫，咳嗽等。

4.《四总穴歌》：头项寻列缺。

5.《十四经要穴主治歌》：列缺主治嗽寒痰，偏正头疼治自痊。

6.《备急千金要方》卷三十：小便热痛，肩背寒悸，少气不足以息，寒厥，交两手而瞀，热痫，惊卯有所见。

7.《玉龙赋》：咳嗽风痰，太渊、列缺宜刺。

8.《灵光赋》：偏正头痛泻列缺。

9.《通玄指要赋》：咳嗽寒痰，列缺堪治。

10.《肘后歌》：或患伤寒热未收，牙关风壅药难投，项强反张目直视，金针用意列缺求。

现代研究：针刺列缺穴可使肺通气量得到改善，呼吸道的阻力下降，支气管平滑肌痉挛得到缓解，使支气管哮喘平复。针刺的平喘作用，可能与针刺对植物神经功能，血中乙酰胆碱、组胺和肾上腺素水平的调整有关，从而有利于细支气管痉挛的解除，支气管黏膜血管收缩，水肿减轻，通气功能改善。

附录二

穴方锦集

1. 颈肩腰腿痛，疲劳赶路，腰酸背痛腿抽筋，肩膀展不开，手要端碗都端不起，委中配承山。

2. 肝硬化腹水，为什么选足三里？木克土啊。木克土，胃发堵，饮食不化变毒物，再好营养也胀肚。

3. 湿痹就要治脾经，风痹一般要治其肝经，痛痹一般要通其心经、肾经。

4. 久病及肾，腰背委中求。

5. 风湿关节痛屡治不效的开四君子汤加六味地黄丸。

6. 脸色无华的，就四物汤。虚羸少气的，就四君子汤。

7. 糖尿病足，最需要按内庭穴、大都穴、行间穴。

8. 曲池跟足三里是甘缓之穴，是缓急之穴，是合穴，合穴一般比较平缓。

9. 曲池跟足三里可以治疗狂躁症，可以治疗打人毁物，小儿多动，平时就多拍曲池跟足三里。

10. 肝胁肋胀的郁气找太冲，解头面上的气，像梅核气、头面肿、面红脖子粗，赶紧要弄合谷。

11. 富贵包寻后溪，双下巴寻合谷。

12. 治慢性咽炎，玄麦甘桔汤，配合按合谷穴。

13. 有力无力辨虚实，三里可以通六腑之实堵，复溜能够补五脏之虚馁。

14. 秋天鼻干症，弄复溜、太渊，鼻子立马润了。

15. 承山治湿要穴，可保护肛门。

16. 习惯性便秘怎么办？习惯性便秘难治，不论男女老少，不管寒热虚实，就练蹲功，下蹲，因为在瑜伽里，下蹲是降浊力量非常大的动作。

17. 承山治失眠，治脚气。承山名解压，它是解压穴；太冲名解气，是解气穴。

18. 承山是治疗急腹痛急性消化系统不良的要穴。

19. 太冲、期门、大敦是治疝气的三个要穴。

20. 临床上，太冲配合谷，被称为开四关，主治痹痛和神经系统疾病，理论依据是什么？寒热痹痛，开四关而已。

21. 太冲穴可以滋养肝血，补益肝血，因为它是原穴，原穴多补虚。

22. 太冲穴最重要的是可以治疗失眠，尤其那种半夜一两点必醒的，晚上睡前拿鞋子拍两边太冲穴，各拍 15 分钟。

23. 昆仑、太溪跟申脉，号称踝三穴。

24. 昆仑是脚上的可以治疗颈椎病痛的穴位。它是颈椎僵硬疼痛的专用穴、特效穴。

25. 久坐腰痛屁股痛，昆仑穴最奇。

26. 昆仑穴对于哮喘气喘也有奇功，为什么？因为气冲到心里来，昆仑穴有助于纳气归踵，真人之息在踵。

27. 怀孕的妇女不要碰昆仑穴，昆仑跟合谷都不要碰，因为它们是催产的，相反，它们可以用于治疗难产。

28. 目如脱，瞪出来，像张飞一样，瞪眼，或者虚脱的，都可以用昆仑。

29. 女子难产，胞衣不出，昆仑主之。

30. 脚肌肉萎缩，小儿麻痹，环跳是奇穴。中风后腿脚无力，环跳是必选。

31. 四逆散跟小柴胡汤，令清阳出上窍，清阳实四肢。平胃散跟二陈汤，令浊阴归六腑，浊阴出下窍。所以这合方也是减肥的奇方，克癌克包块初起的良方。

记住是克包块初起，如果包块已成，那就要用一些三棱、莪术、王不留行、路路通、三七、鳖甲，或者大黄、䗪虫。

32. 环跳穴治疗下半身不遂，腰胯痛。

33. 环跳是造血要穴，黄芪桂枝五物汤就是造血汤。献血头晕目眩，走路摇摇欲坠，回来读书，颠三倒四，记不牢拍环跳，加黄芪桂枝五物汤，1 剂下去，记忆力就恢复了。

34. 二陈汤，治痰湿第一方。皮糙肉厚，打呼噜，用二陈汤；肥头厚脸，皮糙肉厚，舌苔厚，满面流油，用二陈汤。

35. 四物汤补血，血是肉之充，就是血可以充实肌肉，肉是血之象，就是说肉是血显现出来的现象。肉很红、很热、很饱满，血肯定很足；肉瘪的，血不足。

36. 小儿麻痹，还有下肢水潴留，也取环跳穴。

37. 有些老人，他如果呻吟了，我们就用昆仑，他如果唏嘘了，我们就用环跳。

38. 握住空拳打环跳，敲胆经，像大鹏展翅，这招太解郁了，胆经可以通，心经可以通，心包经也可以通，这招就是专门治唏嘘叹息，人不乐观，不开怀。

39. 环跳治睾丸痛，它可以健脾除湿，湿阻少腹，可以治疗脚气。

40. 环跳的作用就两个字——通利。《针灸大成》讲，风疹遍身痒，环跳主之。它可以通利气血，血行风自灭，有助于行血。

41. 胆囊炎、胆结石、胆囊壁毛糙、胁肋绞痛，阳陵泉。《针灸甲乙经》上讲：胁下支满，呕吐逆，阳陵泉主之。

42. 风市、阳陵泉跟绝骨，是中风的奇穴大穴。

43. 神经痛选阳陵泉，胁痛只需阳陵泉，偏头痛、面神经麻痹、颜面神经痛，选阳陵泉。

44. 研究表明，阳陵泉就是带状疱疹后遗症的特效穴。

45. 灵道跟通里主音声病变。通里提高沟通能力，提高表达能力，提高音声清晰度。

46. 列缺有一个重要作用，主治遗尿、小便不通、小便不利、前列腺炎。

47. 风门、风市都是风神，列缺、偏历跟丰隆是电神雷神。所以这些穴位在身体有行云布雨之功。主治满身污浊，脏腑干涸，消渴，缺乏津液，咽干口燥，皮肤枯槁，毛发不荣，筋骨失润，失去润泽。

48. 老人吹风过后，手好冷好痹，好怕风，玉屏风加桂枝汤。

49. 列缺相当于克包奇穴，破坚要点，破这些坚固的、非常重要的点。

50. 肺经有一个重要作用，幽门狭窄，一定要弄肺经，这是其他穴取代不了的。

51. 列缺相当于鼻三药，专门开鼻窍的。

52. 列缺穴对感冒外感有功，对发热恶寒有奇效，治咳嗽、支气管炎、哮喘非常好用。

53. 列缺可以让感觉系统变灵敏。能治口眼㖞斜、中风偏瘫后遗症、神经传导问题、手遍身风痹麻。

附录三 精彩回顾

1. 少年学，如旭日东升，光芒万丈。

中年学，如太阳经天，能量充沛。

晚年学，如夕阳秉烛，尚有余光。

2. 学不厌早，悔不嫌迟。

3.《了凡四训》的进步二要，一日不知非，则一日安于自是。一日不改过，则一日无步可进。

4. 理胜欲则吉，欲胜理则凶。

5. 心平气和，可卜孙荣兼子贵。才偏性执，不遭大祸比奇穷。

6. 细看万事乾坤内，唯有懒字最为害。

7. 如看到粗暴粗傲之人背一些抒情的文章，柔顺他的内心，让他情绪得到调柔。

8. 如看到弱奄奄之人，气势不够雄伟，多背一些起势的文章，如《长征》这些豪放派的诗词。

9. 控制不住自己，贪玩手机这些电子产品，多读《戒懒文》《戒怒文》《戒傲文》。

10. 足三里相当于木香、郁金。

11. 三里去虚劳，它是万能穴，万能补益穴，就是说身体只要觉得少气懒言，吹阵风就感冒流鼻涕，伤寒羸瘦损，就是一句口诀。

12. 伤寒可分为身体的伤寒，血脉的伤寒，肠胃的伤寒，还有心念的伤寒。

三种寒是不可吃的，一个是寒风，第二个是寒水，第三个是寒心的话，这三样是不可以吃的。

13. 痹症有三种，第一种风痹。第二种血痹。血痹就是说血瘀而痹，痛在一处，固定不移的，为血痹。第三种，湿痹，湿痹又叫浊痹，就是说这痛困重困重的，好像被包裹在那里一样。

14. 委中是一个人胆气的关键，是一个人信心底气的关键，就是说一个人站得直不直，可以反映他的底气足不足。

15. 一个人受惊吓，阳痿不能举，人没有胆量不能举，容易受惊吓的用委中。

16. 奇难恶病委中放血。

17. 身如逆水舟，心比铁石坚。望父全儿志，至死不怕难。

18. 心肺有邪，其气留于两肘，肝有邪，其气留于两腋。脾有邪，其气留于两髀。肾有邪，其气留于两腘。

19. 胸有万卷书，才可以写书。眼无半点尘，才可以注疏。

20. 最富有的经，就是阳明经。

21. 胃经的荥穴是败胃毒的。

22. 愚者除境不除心，智者除心不除境。

23. 牙痛神穴——内庭。

24. 一般懒人没劲，选足三里，躁人焦虑，选内庭。这个就非常好记忆了。

25. 发奋识遍天下字，努力读尽世间书。

26. 厚积译注功夫，薄发讲学水平。厚积在前面三关，背到、默到、译注到；薄发就是讲到、用到。

27. "香附可以治疮痈"。因为疮痈皆是气凝血聚之物，香附是气病之总司。

28. 明师不一定只传知识，他还传信心，传方法，传系统，传志向，传道，不是简单的授业解惑。

29. 古籍上讲，合谷穴虚实皆可拔之。

30. 合谷是第一美容穴，一灸下去就饱满起来，叫做补虚。

31. 什么叫做老师？就是老能给自己指出过失之人。老能指出自己的不足，让自己上升有方向，进步有目标，改变有方法，这个就是老师。

32. 一个不指出弟子过失的老师，并不是一个合格称职的老师。

33. 手中事为最精要，现行是最好的时机。

34. 得诀归来好读书，得诀归来好练功，得诀归来好做论文，得诀归来好写书啊！

35. 委中治腰疼痛，偏重于腰部瘀血堵塞，承山治的腰疼痛偏重于湿气。

36. 不为己身谋安乐，但愿众生得离苦。

37. 太冲脉如果凉了，做事情都是一时冲动，三分钟热情，没有强大后劲。

38. 太冲是主大胆的，可以防惊吓，防恐惧。

39. 治火，要懂得三种火：

第一种，吃煎炸烧烤，可以泡两片大黄水，疏通六腑就好了。

第二种，情志郁怒之火，那就要疏肝解郁，弄点擂茶、薄荷茶、苏叶茶，宽胸解郁，疏肝调气，或者弄弄太冲穴。

第三种，熬夜之火，那就要吃点增液汤、六味地黄丸、知柏地黄丸，然后早点睡觉，或者弄弄太溪，固固肾水。

所以我们就有“三里去食物之火，太冲疗情志之火，太溪祛熬夜之火”之说。

40. 疝气是虚、郁两个字。虚，没底气；郁，有纠结。

41. 没底气才是没钱的因，有纠结才是有病的根。

42. 什么时候都可以让，就是做好事不要让。对自己一辈子前途有好处的，不要让，当仁不让。

43. 欲知前史须读书，要利后人在著述，过了读书著述时，请君藏书惠乡梓！

44. 做人要三先：第一，治病要先治懒；第二，扶贫先扶志；第三，救危先救识。

45. 因志施教谓之志教，志教乃是教育之根。

46. 虚在昆仑，实在太冲，不虚不实在阳陵。

47. 讲学更重视口才的临场发挥，注疏更偏重于文笔的背后凝炼。

48. 我们平时要捶环跳，有助于骨髓造血。

49. 智者解一句，便晓无量义。愚者读千句，不知其中理。

50. 左联：自强不息四君子。右联：厚德载物四物汤。横批：八珍汤丸。

51. 经历过腿脚的磨炼，行人所不能行，忍人所不能忍，最后才能成人所不能成。

52. 阳陵泉乃痛症克星，记住，诸痛寻阳陵。

53. 文风化境，雅乐转俗啊！我们要用文风来化境，天天要修文德以来之。

54. 脚跟、掌根就是生命之根。

55. 四肢乃诸阳之本。

56. 不中断是有成之路，能耐烦乃收获之方。

57. 列缺可以治生殖系统疾病，如阴道肿、尿道炎，子宫、卵巢问题，生殖功能障碍。

58. 损其脾者，饮食不为肌肤。

59. 列缺怎么主生殖系统疾患？列缺任脉循肺系。

60. 什么时候要用补法？脉无力就要用补法。什么时候用泻法？脉有力，实证。有力无力辨虚实，虚实就明补泻。

61. 所有皮肤病找列缺，所有脉病，脉管病、脉管炎、脉道不通，痛症找太渊。

62. 我们中医治病的思维其实非常简单，你真的明道理后，讲出的话来，都是很简练的，你讲出来的话不简练，说明你这个道理你还没弄明白。

63. 列缺是洗心肺的要穴。《针灸大成》讲，列缺配太渊，就是洗心肺二穴。

64. 疾病要在出现先兆的时候下手，先下手为强，后下手遭殃。先下手就是说，小病的时候先下手。小病不治，大病之母啊！

65. 五种先兆——中风五大风信儿，只要出现这五种征兆，就要赶紧下手。

第一是拿东西掉地上，筷子掉地、碗掉地，不是掉一两次，而是十次、八次的。所以要练握固功，要站桩。

第二是手莫名其妙不听指挥在抖。我们要练金鸡独立，可定风。

第三是讲话音声不清。内关穴就派上大用场了，开内关，开合谷，开太冲，把这些痰都开出去。

第四是舌头自动变歪了，讲话漏风。

第五是鼻唇沟变浅，或者手脚发麻了。鼻唇沟深的，气脉比较通畅，藏精血足。

66. 中医治病，我们学穴位，就是治小病，小病一出现，就把它治好，就不会得大病，最厉害的高手都是治小病的。

67. 中医治未病，叫善治者治皮毛，善治者用列缺，列缺就是治小病的，让小病不会发展成大病。

68. 善治者治皮毛，皮毛找列缺。其次是治肌肉，肌肉就找合谷。再次治血脉，病已经到血脉了，就找太渊。再次就是治筋，筋就找阳陵泉。最后就是病入骨髓，骨就是大杼，髓就是绝骨。

后记

每当我

找不到存在的意义

每当我

迷失在黑夜里

哦!

夜空中最亮的星

请指引我靠近你

——《夜空中最亮的星》

在探索内在身心的路上，穴位就是在夜空中最闪亮的星星。

一个晚上，家里停电了，外面风雨交加，我便坐在床上，闭上眼睛，开始给自己按摩。

还记得那时的情景，一片漆黑，随着一个穴位一个穴位的点按，一条经络一条经络的疏通，全身暖融融的，感觉到热气从一个穴位流向另一个穴位，随着按摩的推进，身心渐渐轻盈起来……

从此，我便经常给自己按，去切身体证疏通经络的作用。

一次腰酸腿沉，我便搓腿肚子，等到身微汗，腰酸疼就好了。

一次因过用电脑眼矇头昏，我便闭上眼睛，用拳头敲击太冲穴，酸酸胀胀的，过后睁眼复明，头清亮。

一次因久坐尾椎骨痛，我便用指关节顶钻昆仑穴，特别痛，随着这里发热发红，尾椎痛就缓解了。

一次徒步大穿越后，腰脚酸麻难受，我便攥拳用小鱼际捶打环跳穴，数百下后，酸麻难行之感大减……

疏通经络不难，敲敲打打，拍拍按按，只要多去实践，相信健康快乐一定是属于您的！